T0222170

Bronchialwandvermessung in der modernen Diagnostik

Christine Schmitt

Bronchialwand-
vermessung in der
modernen Diagnostik

Vergleich histologischer
und bildgebender Verfahren
im Tierversuch

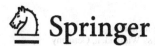 Springer

Dr. med. Dipl.-Soz. päd. Christine Schmitt
Mainz, Deutschland

Zugl.: Dissertation, Johannes Gutenberg-Universität Mainz, 2016

ISBN 978-3-658-16190-3   ISBN 978-3-658-16191-0   (eBook)
DOI 10.1007/978-3-658-16191-0

Die Deutsche Nationalbibliothek verzeichnet diese Publikation in der Deutschen National-
bibliografie; detaillierte bibliografische Daten sind im Internet über http://dnb.d-nb.de abrufbar.

In Gedenken an meine liebe Mama

&

meinem lieben Papa

Danksagung

Ich möchte mich ganz herzlich bei Herrn Priv.-Doz. Dr. med. Christoph Broch-hausen-Delius bedanken, meinem Doktorvater, für das Überlassen des Themas sowie das mir entgegengebrachte Vertrauen und dafür, dass er mich in meinem wissenschaftlichen Thema mit viel Verständnis, Engagement und Einsatz unterstützte. Die Mitarbeit in der Arbeitsgruppe war mir eine große Freude und neben der wissenschaftlichen Arbeit habe ich von meinem Doktorvater in den großartigen Vorlesungen auch viel klinisches Wissen erlernen dürfen. Des Weiteren danke ich Herrn Prof. Dr. Schulze für das Erstellen des Zweitgutachtens. Mein besonderer Dank gilt zudem der Arbeitsgruppe von Herrn PD Dr. Brochhausen-Delius, insbesondere Herrn Dr. med. Volker Schmitt, von dessen wissenschaftlichen Fähigkeiten ich sehr viel lernen durfte. Außerdem danke ich Herrn Andreas Mamilos sowie Herrn Dr. med. David Hol-lemann für ihre Unterstützung. Unserem Kooperationspartner Herrn Dr. rer. nat. Dipl.-Math. Oliver Weinheimer aus der Klinik für Diagnostische und Interventionelle Radiologie am Universitätsklinikum Heidelberg danke ich für die fruchtbare und erfolgreiche Zusammenarbeit. Weiterhin möchte ich mich herzlich bei Frau Silke Mitschke aus dem Labor von Herrn PD Dr. med. Brochhau-sen für ihr großartiges Engagement und ihre vollste Unterstützung im methodischen Teil meiner Dissertation bedanken. Sie hatte immer ein offenes Ohr und ihr war keine Frage zu viel. Mein Dank gilt weiterhin Frau Amelie Elsäßer aus dem Institut für Medizinische Biometrie, Epidemiologie und Informatik (IMBEI) der Universitätsmedizin Mainz, die mich in der statistischen Auswertung meiner Dissertation betreute.

Von ganzem Herzen möchte ich mich bei meiner Familie bedanken, meiner verstorbenen Mama, deren Ziel es war zu sehen, wie ich Ärztin werde und promoviere. Leider durfte sie dies nicht mehr erleben, aber ich weiß, sie wäre sehr stolz. Danke Mama, du hast mir mit deiner positiven Einstellung zum Leben die Kraft gegeben diesen Weg zu gehen. Ich möchte mich zudem von ganzem Herzen bei meinem Vater bedanken, der immer für mich da war, egal wie es ihm selbst ging, mich unterstützte, immer aufbauende Worte fand und mir dieses Studium und diesen Weg ermöglichte, sowie bei meiner Schwester, die immer für mich da war und immer an mich glaubte. Von ganzem Herzen danke ich auch meinem Ehemann, der unermüdlich an mich glaubte, der mir immer zutraute, all meine Vorhaben zu meistern und in jeder schweren Stunde für mich da war. Ich liebe dich sehr!

Inhaltsverzeichnis

Abbildungs- und Tabellenverzeichnis.

Abbildungen

Tabellen

Abkürzungen, Maßeinheiten und Sonderzeichen

Verwendete Abkürzungen

3D	dreidimensional
^{19}F	Isotop 19 des Elements Fluor
A.	arteria = Arterie
AB	Aktiebolag = schwedische Form der Aktiengesellschaft
Al^{3+}	Aluminium (dreiwertig ionisierte Form)
Aqua dest.	einfach destilliertes Wasser
bzw.	beziehungsweise
ca.	circa = ungefähr, annähernd
Cr^{3+}	Chrom (dreiwertig ionisierte Form)
COPD	chronic obstructive pulmonary disease
CT	Computertomograph, Computertomographie
DFG	Deutsche Forschungsgemeinschaft
DNA	Desoxyribonukleinsäure
et al.	und andere
ex vivo	außerhalb des Lebendigen
Fe^{3+}	Ferrum = Eisen (dreiwertig ionisierte Form)
ff	und folgende
GmbH	Gesellschaft mit beschränkter Haftung
HE	Hämatoxylin-Eosin
HFOV	Hochfrequenzoszillationsventilation
HRCT	high resolution computed tomography = hochauflösende CT
IMBEI	Institut für Medizinische Biometrie, Epidemiologie und Informatik
in situ	am Ort; in der natürlichen Lage im Körper
in vitro	im Glas; außerhalb des Organismus
in vivo	im Lebendigen
Jhdt. n. Chr.	Jahrhundert nach Christus
Jhdt. v. Chr.	Jahrhundert vor Christus
MDCT	Multi Detektor Computertomographie bzw. -tomograph
MRT	Magnetresonanztomographie
N.	nervus = Nerv
p-Wert	probability value = Signifikanzwert
PEEP	positive end-expiratory pressure = pos. endexpirator. Druck
Q1 bzw. Q3	1. Quartil bzw. 3. Quartil

REM	Rasterelektronenmikroskop bzw. -mikroskopie
REPAIR-lab	Laboratory for REgenerative PAthology & Interface Research; Forschungseinrichtung Institut für Pathologie, Universitätsmedizin Mainz (Univ.-Prof. Dr. mult. C. J. Kirkpatrick)
RNA	Ribonukleinsäure
S.	Seite bzw. Seiten
sog.	sogenannt
TEM	Transmissionselektronenmikroskop bzw. -mikroskopie
u. a.	unter anderem
vs.	versus = gegen, im Gegensatz zu

Verwendete Maßeinheiten

As	Amperesekunde
ε	Permittivität, dielektrische Leitfähigkeit
g	Gramm
m	Meter
mmHg	Millimeter-Quecksilbersäule
V	Volt

Verwendete Präfixe für Maßeinheiten

k	Kilo = Tausend
c	Centi = Hundertstel
m	Milli = Tausendstel
µ	Mikro = Millionstel

Verwendete Sonderzeichen

°C	Grad Celsius
*	geboren
=	gleich
<	kleiner als
x	mal (zur Größenangabe von Flächen)
-	minus
%	Prozent
®	eingetragenes Warenzeichen
&	und

1 Einleitung und Ziel der Dissertation

Die anatomische Struktur biologischen Gewebes kann durch Fixierung dauerhaft erhalten werden. Im Rahmen der Anfertigung histologischer Schnitte zur feingeweblichen Darstellung von Gewebe ist eine Aufbereitung des Präparates notwendig. Sowohl die Fixierung als auch der histologische Aufbereitungsprozess können mit einer Struktur- und Größenveränderung des Gewebes einhergehen. In zahlreichen Gewebearten wurde ein Schrumpfungseffekt durch beide Prozesse beobachtet. Dieser variiert deutlich in Abhängigkeit von der Gewebeart sowie der gewählten Fixierungs- und Aufbereitungsmethode. Obwohl auch in Lungengewebe ein Schrumpfungseffekt beschrieben wurde, stehen eine Untersuchung der Größenänderungen von Bronchialgewebe und ein Vergleich der beiden am häufigsten angewandten histologischen Schnittanfertigungsmethoden, nämlich Gefrier- und Paraffinschnitt, bislang aus. Aus diesem Grund war es Ziel des ersten Teils der vorliegenden Arbeit, erstmals zu untersuchen, ob ein Größenunterschied der Wanddicke von Bronchien zwischen Paraffin- und Gefrierschnitt besteht. Hierzu wurde die Bronchienwanddicke von Schweinelungen in Paraffin- und Gefrierschnitten ermittelt und einander vergleichend gegenübergestellt.

Histologische Schnittpräparate dienen häufig als Vorlage in der Bewertung und Entwicklung bildgebender Verfahren. Aufgrund von Lumen- und Wanddickenveränderungen der Atemwege im Rahmen verschiedener Lungenerkrankungen wie der chronisch obstruktiven Lungenerkrankung (COPD) oder dem Asthma bronchiale bildet die computertomographische Vermessung der Atemwege eine neue, vielversprechende diagnostische Methode. Allerdings können Fixierung und histologische Aufbereitung auch Größenveränderungen der Bronchialwand im histologischen Schnitt mit sich bringen. Folglich sind die Untersuchung dieser histologischen Größenveränderungen und der Vergleich verschiedener histologischer Methoden zur Evaluation der am besten als Vorlage für bildgebende Verfahren geeigneten Schnittbilddarstellung unabdingbar. Hierzu ist es ferner notwendig, histologische und radiologische Messungen zu vergleichen. Im zweiten Teil der vorliegenden Studie wurden daher erstmals die Größenmessungen der Bronchienwanddicke in Gefrier- und Paraffinschnitten sowie Mikro-CT und CT verglichen.

2 Literaturdiskussion

2.1 Der Weg zur histopathologischen Analyse – ein historischer Überblick

Die Pathologie, wie wir sie im heutigen Sinne kennen, ist eine verhältnismäßig junge Disziplin in der Geschichte der Medizin (1, 2). Sie stellt keineswegs ein apartes Fach dar, sondern entleiht Vieles anderen Fächern der klinischen Disziplinen sowie der Grundlagenwissenschaften. Zu Beginn des 20. Jahrhunderts wurde das Fach Pathologie von der makroskopischen Anatomie, der Durchführung von Autopsien, der Histologie und Physiologie sowie von in klinischer Medizin geschulten Ärzten be- und vorangetrieben. Heutzutage stellt das enge Zusammenspiel mit anderen klinischen und forschenden Fachdisziplinen eine Grundvoraussetzung der Pathologie dar (1). Obwohl die Wurzeln der Pathologie in der ersten Hälfte des 19. Jhdt. liegen, entwickelte sich diese Fachdisziplin aus vielen zuvor entwickelten Techniken und erlangten Erkenntnissen. Die Erkenntnis um einen Zusammenhang zwischen Klinik und organopathologischem Befund begann mit der Untersuchung Toter und wurde später auf die Untersuchung der Lebenden erweitert (1).

In ersten öffentlichen Autopsien lag zunächst das Ziel allein im Wiedererkennen vorbeschriebener Strukturen. Obwohl Anomalien und Pathologien auffielen und oftmals sogar beschrieben wurden, bestand darin in den meisten Fällen nicht der Zweck der Obduktion. Mit der Zeit wurden Autopsieergebnisse zwar gänzlich verstanden und Ärzte sowie Naturforscher lernten allmählich Schlüsse aus Autopsiebefunden zu ziehen und auf Malformationen, Pathologien, Erkrankungen und Todesursachen zu reagieren mit dem Ziel, Erkrankungen zu verstehen und korrekte Diagnosen zu stellen (3). Doch erst die Einführung des Mikroskops zu Beginn des 20. Jahrhunderts ermöglichte es dem Untersucher aus dem feingeweblichen, morphologischen Befund spezifische und relevante klinische Informationen abzulesen (1). Diese Innovation bildete letztlich den Grundstein für die Begründung der modernen Pathologie.

2.1.1 Erste Untersuchungen des menschlichen Körpers in Prähistorik und Antike

Das Innere des menschlichen Körpers faszinierte Menschen bereits in sehr frühen Stadien. In prähistorischer Zeit entwickelte sich durch die Jagd und das Schlachten großer Tiere ein Wissen über die makroskopische Anatomie von Säugetieren. In der Frühzeit übte der „Urmensch" einige Rituale an tierischen und menschlichen Überresten aus, die auf Grundkenntnisse in makroskopischer Anatomie schließen lassen (3). Im alten Ägypten basierte das Wissen über den menschlichen Körper auf dessen Präparation für die Mumifizierung. So wurde die Bauchhöhle zur Entfernung der inneren Organe eröffnet und das Gehirn durch die Nasenlöcher entfernt – wofür Kenntnisse über die Anatomie des Schädels notwendig waren. Nichtsdestotrotz waren Wissen und Fertigkeiten der alten Ägypter sehr beschränkt, da sie niemals darauf zielten, medizinische Erkenntnisse zu erlangen, sondern stets dem religiösen Zweck dienten (3, 4). Im alten Griechenland war Aristoteles (4. Jhdt. v. Chr.) einer der ersten Gelehrten, der Sektionen durchführte, wenn auch nur an Tieren. Durch die Untersuchung der Körper verstümmelter Soldaten und deren Vergleich mit der tierischen Anatomie erlangten er und seine Schüler Kenntnisse der menschlichen makroskopischen Anatomie. Wenig später führte Herophilos von Chalkedon (3. Jhdt. v. Chr.) öffentliche Autopsien durch und erläuterte sein Wissen dem Publikum. Er beschrieb erstmals das Kreislaufsystem, unterschied Venen von Arterien und Nerven, präsentierte erstmals eine allgemeine Darstellung des zentralen Nervensystems und der Geschlechtsorgane. Gemeinsam mit Erasistratos gründete Herophilos die Medizinische Hochschule in Alexandria mit dem ersten Institut für Anatomie in der Geschichte. Galen (2. Jhdt. v. Chr.) untersuchte die Anatomie von Affen und übertrug sie auf den Menschen, zudem erlangte er weitreichende Kenntnisse über den muskuloskelettalen Apparat durch die Versorgung verwundeter Soldaten und Gladiatoren. Fernab von Europa entstand im 1. Jhdt. v. Chr. in Indien das erste indische Medizinbuch, die Sushruta Samhita, in welchem eine Anleitung zur Durchführung einer Autopsie enthalten war. Auf diesem Werk basierend wurden in der Charaka Samhita 300 Knochen, 500 Muskeln, 210 Gelenke, der Aufbau des Herzens und 70 als Blutgefäße bezeichnete Kanäle beschrieben (3).

2.1.2 Früh- und Hochmittelalter

In den Jahrhunderten des Mittelalters verschwand das griechische Wissen nahezu gänzlich aus Europa und die Überzeugung, dass die Autopsie ein wichtiges wissenschaftliches Instrument darstellte, schwand. Jenes Wissen blieb jedoch in der islamischen Welt erhalten und zahlreiche antike Schriften aus Griechenland, Rom, Persien und Indien wurden durch persische Ärzte wie Yūhannā ibn Māsawayh ibn Masawayh (latinisiert Masojah, 9. Jhdt. n. Chr.), Anhänger der Bukhtishu-Familie und Abū Bakr Muḥammad-e Zakariyā-ye Rāzī (latinisiert Rhazes oder Rasis, 10. Jhdt. n. Chr.) in das Arabische übersetzt und weiterentwickelt (3, 5, 6). Letzterer widmete in seinem später ins Lateinische übersetzten Werk Kitāb al-Manṣūrī fī al-ṭibb 26 Kapitel der Anatomie und trug mit seiner Forschung in Neuroanatomie mit der Beschreibung von Hirn- und Spinalnerven zum weiteren Wissensgewinn bei. Der berühmte Arzt Abū ʿAlī al-Ḥusayn ibn ʿAbd Allāh Ibn Sīnā (latinisiert Avicenna, 11. Jhdt. n. Christus) verfasste mit seinem Werk Kitāb al-Qānūn fī al-ṭibb (lat. Canon medicinae, Kanon der Medizin) eines der bis in das 18. Jhdt. n. Chr. einflussreichsten medizinischen Bücher. In fünf Hauptkapiteln beschrieb er die Theorie der Medizin, Arzneimittel und ihre Wirkungsweise, Pathologie und Therapie, Chirurgie und Allgemeinkrankheiten sowie die Produktion von Heilmitteln. Er systematisierte die Anatomie und schilderte eine detaillierte Beschreibung der funktionalen Neuroanatomie. Zudem schloss er aus dem Verständnis pathologischer Veränderungen auf Möglichkeiten der Therapie (3, 7-9). In der islamischen Welt wurden anatomische Kenntnisse in die praktische Chirurgie implementiert. So erprobte Abū Merwān ʾAbdal-Malik ibn Zuhr (12. Jhdt. n. Chr.) chirurgische Verfahren an Tieren und wandte sie dann am Menschen an. Basierend auf seinen anatomischen Kenntnissen war er der Erstbeschreiber der Tracheotomie zur Rettung erstickender Patienten (3, 10).

2.1.3 Spätmittelalter

Im 13. Jhdt. n. Chr. wurden Dank der Regulierung des Ärztewesens im Jahre 1240 durch Kaiser Friedrich II. die Anatomie und Chirurgie als offensichtlich notwendige ärztliche Kenntnisse allmählich zu obligatem ärztlichem Allgemeinwissen. Chirurgen mussten sich spezielles anatomisches Wissen aneignen, bevor es ihnen erlaubt war zu praktizieren. Kaiser Karl IV. machte die Durchführung von Autopsien zur Bedingung für jeden Medizinstudenten. Diese wurden im Rahmen studentischer Vorlesungen durchgeführt oder zu wissenschaftlichen Zwecken, so bspw. 1286 in Cremona am Leichnam eines Pestopfers, um dessen Todesursache zu erforschen (3). 1302 wurde durch Bartholomeo de Varignana an der Universität von Bolognia in Anwesenheit dreier weiterer Ärzte die erste forensische Expertenmeinung basierend auf einer Autopsie protokollarisch niedergelegt (11, 12), derzufolge andere Meinungen widerlegend eine Vergiftung des Opfers vorlag (3). Mit dem 1316 veröffentlichten Werk Anathomia mundini von Mondino de Lucci (1275-1326), der zudem die erste Sektionsanleitung verfasste, lag das erste große Anatomielehrbuch vor (3, 13). 1299 verbot Papst Bonifatius VIII durch die päpstliche Bulle De Sepulturis das Zerteilen und Abkochen menschlicher Leichen und Knochen und setzte deren Zuwiderhandlung unter die Strafe der Exkommunikation. Das Ziel des Papstes lag allerdings nicht in einem Verbot der Obduktion sondern der Sitte, den Leichnam fernab Verstorbener vor der Überführung in die Heimat zu zerteilen und abzukochen. So war es etwa auch verbreitet Leichenteile gefallener Kreuzfahrer abzutrennen, zu kochen und als Reliquien nach Europa zu überführen (3, 12-15). Auch wenn die päpstliche Bulle die Durchführung von Obduktionen zunächst einschränkte, wurden diese dennoch weiter durchgeführt und verhalfen Anatomen und Ärzten, ihr Wissen und ihre Fähigkeiten zu erweitern sowie den anatomischen Blick werdender und junger Ärzte an der geöffneten Leiche zu schulen (3, 13). 1339 wurden in Avignon aus Angst vor der Pest auf nachdrücklichen Wunsch des damaligen Papstes Sektionen durchgeführt. Sogar der Leibarzt von Papst Urban V, Guy de Chauliac, führte im 14. Jhdt. n. Chr. eine Vielzahl an Sektionen durch (13), aus welchen zahlreiche Beschreibungen von Hernien und anatomischen Relationen von Organen hervorgingen (3).

2.1.4 Neuzeit

Im 15. und 16. Jhdt. n. Chr. wurden anhand von Obduktionen weitere Pathologien beschrieben, darunter Steinleiden wie Uro-, Nephro- und Cholezystolithiasis. Zu Beginn des 16. Jahrhunderts änderte Berangario da Carpi die bis dahin gängige Methode der Autopsie. Der an der Universität von Bologna lehrende Professor war einer der wenigen, der eigenhändig über 100 Obduktionen durchgeführt hatte und verstand, dass neue Erkenntnisse nur dann generiert werden, wenn eine Obduktion nicht wie bislang dazu diente, in bestehenden Werken vorbeschriebene und während der Sektion von einem Vorleser bspw. aus Anathomia mundini vorgetragene Strukturen wiederzuerkennen, sondern selbst während der Obduktion neue zu entdecken. Er veröffentlichte sein Werk „Anatomia Carpi, Isagogae breves", das 1535 erschien und die Erstbeschreibung der Appendix vermiformis enthielt (3, 16, 17). Zur selben Zeit lebte auch Leonardo da Vinci (1452-1519), dessen Kenntnisse in Anatomie und über den menschlichen Körper aus Beobachtungen der Lebenden sowie von Toten entstammten. Er war mit Alessandro Benedetti und Marco Antonio della Torre, ein Professor für Anatomie in Pavia, bekannt. Dies verhalf ihm zur eigenhändigen Durchführung von mindestens 35 Autopsien, aus welchen eine detaillierte Beschreibung der Herzklappen und ihrer mechanischen Funktion hervorging. Ferner war er der erste, der artheriosklerotische Veränderungen in den Blutgefäßen älterer Menschen beschrieb. Aufgrund des Einflusses der Lehren von Galen unterliefen dem begabten Beobachter jedoch auch einige Fehler. So waren seine Zeichnungen sehr präzise für die einsehbaren Stellen, andere Darstellungen wie Poren im interventrikulären Septum nach Galen allerdings fehlerhaft. Antonio Benivieni aus Florence hatte über 100 Autopsien durchgeführt auf der Suche nach der verborgenen, nicht geheimen Ursache des Todes (3). Seine Notizen und Beschreibungen von interessanten Fällen und Autopsieprotokollen wurden 1507, fünf Jahre nach seinem Tod, von seinem Freund Rosati mit dem Titel „De Abditis Morborum Causis" (Die verborgenen Ursachen von Krankheit) publiziert und gilt heute als eines der ersten Werke über anatomische Pathologie. 1514 wurde in Brüssel Andreas Vesalius (1514-1564) geboren. Dieser studierte bei Jacques Sylvius, einem Verfechter der Lehren von Galen, und zeigte schon bald sein großes Talent für Anatomie. Er führte zahlreiche Autopsien durch, in welchen er eine Vielzahl an Fehlern in Galens Lehre aufdeckte. Durch Zufall entdeckte er bei der Sektion eines Affen viele Ähnlichkeiten mit den Beschreibungen Galens und schloss daraus, dass dieser nie einen menschlichen Körper seziert hatte, sondern all seine Erkenntnisse auf Vergleiche und Rückschlüsse tierischer Obduktionen beruhten. Die Erstellung seines Buches "De humani corporis fabrica librii septem" basierte auf den Erkenntnissen aus menschlichen Obduktionen, wofür er sogar Leichname stahl, um sie zu Hause zu sezieren (3). Die Kirche übte großen Einfluss auf die Wissenschaft aus und stand neuen Kenntnissen skeptisch gegenüber. Der Arzt und Theologe Miguel Serveto (1511-1553), welcher erstmals den kleinen Kreislauf beschrieb, fiel 1553 der Inquisition zum Opfer. Interessanterweise wurde 1533 die vermutlich einzige Autopsie allein zur Klärung einer theologischen Fragestellung der katholischen Kirche durchgeführt. Nach der Geburt siamesischer Zwillinge, zweier Mädchen, die vom Umbilicus bis zum Thorax miteinander verbunden waren, war sich der zuständige Priester unsicher, ob in diesem Falle eine oder zwei Personen zu taufen seien. Nachdem der Kindsvater berichtet hatte, dass eines der Mädchen schreien kann, während das andere schwieg und eines schlafen kann, während das andere wachte, wurden beide Mädchen getauft. Der Priester war allerdings weiterhin unsicher und als die Mädchen nach acht Tagen verstarben, erfolgte eine Obduktion. Nachdem zwei vollständig angelegte Organsysteme vorgefunden wurden, konnte entschieden werden, dass wohl zwei Seelen vorlagen - die vermutlich einzige jemals postmortem durchgeführte Untersuchung zur Begutachtung der Seele des Verstorbenen (12, 18). In Padua, das im 16. Jhdt. als Hauptstadt der Anatomie galt, wurde 1594 das erste anatomische Operationstheater erbaut, das bis 1872 vor allem öffentlichen anatomischen Sektionen diente (Abbildung 1). Weitere Operationstheater entstanden in Leiden, Niederlande (1597), Frankfurt/Oder (1648) und in Altdorf in Deutschland (1650) (19).

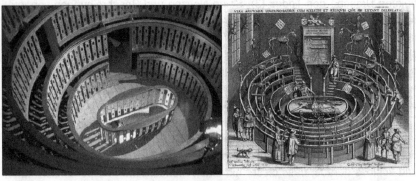

Abbildung 1: Das 1594 erbaute Teatro Anatomico in Padua (links) und das 1597 erbaute Theatrum Anatomicum in Leiden, Niederlande (rechts) (20, 21).

William Harvey (1578-1657) erkannte die zentrale Bedeutung des Vergleichs klinischer Observationen mit dem Sektionsbefund post mortem für das Verständnis von Krankheit. Er systematisierte die Autopsie und widmete den Organsystemen feste Zeitabschnitte zu, so dass der erste Tag dem Abdomen galt, der zweite Tag dem Thorax, am dritten Tag das Gehirn untersucht wurde, bis am Ende der Leichnam vollständig inspiziert war. 1613 wurde erstmals öffentlich ein Fötus obduziert, der eine Malformation zeigte (19). Im 17. Jhdt. brach eine neue Ära der Medizin an, welche empirisch und experimentell nach neuen Erkenntnissen suchte. Es wurde begonnen, Organpathologien separat zu untersuchen und als Grund von Erkrankung zu sehen, nicht wie bisher als Lusus naturae (lat. Laune der Natur). Marcelo Malpighi (1628-1694), ein Anatomieprofessor der Universität Bologna, trug weitreichend zur Erforschung der Anatomie der Lunge und ihrer Funktion in der Oxygenierung des Blutes bei. Giovanni María Lancisi (1654-1720) beschrieb deutlich Pathologien wie Aneurysmata oder syphilitische Veränderungen am Herzen und erstellte die erste Klassifizierung von Herzkrankheiten (11', 19). Nicolas Tulp (1593-1674), Bürgermeister von Amsterdam und einer der anerkanntesten Chirurgen zu seiner Zeit, trug durch seine beliebten postmortalen öffentlichen Sektionen von zum Tode verurteilten Straftätern zu weitreichenden Kenntnissen in der Chirurgie bei und beschrieb zudem Krankheitsbilder wie Migräne und Cluster-Kopfschmerz (19, 22). Frederic Ruysch (1638-1731) gelang es, präparierte Organe mittels einer nur ihm bekannten Methode zu konservieren. Die Möglichkeit verschiedene Pathologien und Anomalien dauerhaft festzuhalten und seine Art, diese zu präsentieren, verhalf ihm zu großer Berühmtheit in ganz Europa. Seine Kollektionen anatomopathologischer Präparate wurden von Monarchen wie Peter dem Großen und August dem Starken gekauft (Abbildung 2) (19, 23).

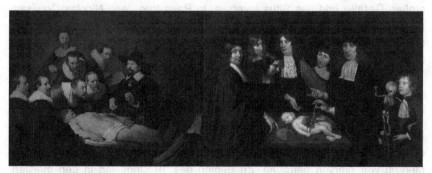

Abbildung 2: Die Anatomie des Dr. Tulp, Rembrandt van Rijn, 1632 (links). Die Anatomiestunde des Dr. Frederick Ruysch, Jan van Neck, 1683 (rechts) (24, 25).

Hermann Boerhaave (1668-1738) legte großen Wert auf die Patientengeschichte und suchte die Bestätigung seiner Diagnose in Korrelation mit den

klinischen Symptomen. Wenn diese gefunden war, wurde die Sektion nicht
weiter ausgeführt (11, 12). Demgegenüber stand die Methode von Gianbattista
(Giovanbattista) Morgani (1682-1771), der die anatomische Pathologie entscheidend voranbrachte: Er verzichtete auf jegliche Spekulationen a priori und
suchte, basierend auf klinischen Daten, für jegliche pathologische Symptomatik, die zur Bestätigung oder Erweiterung der Diagnose beitragen könnte. Er
sammelte dadurch sämtliche pathologischen Befunde, welche einzeln betrachtet irrelevant schienen, in Kombination jedoch zu einer völlig neuen Betrach-
tungsweise verschiedener Krankheiten führten (12). Dies war der erste Ver-
such, schlüssig das Vorhandensein eines Zusammenhangs zwischen klinischer Symptomatik und anatomischem Befund zu belegen (19). Xavier Bichat
(1771-1802) unterschied, ohne Mikroskop, 21 Gewebearten des menschlichen
Körpers. Dies gelang mit seinen durch Sektionen erlangten Erkenntnissen und
verschiedenen physikalischen und chemischen Verfahren, mit welchen er das
Gewebe behandelte. Der sog. „Vater der Histologie" richtete seine Aufmerk-
samkeit weg von den Organen hin zu deren Bestandteilen und war sich sicher,
dass das Geheimnis um Gesundheit und Krankheit innerhalb der Gewebe des
Körpers lag (12, 19). Etwa zur selben Zeit wirkten in Schottland die Ärzte William (1718-1783) und John Hunter (1728-1793) gemeinsam mit ihrem Neffen
Matthew Baillie (1761-1823). Basierend auf ihrer Sammlung von Gewebeproben und dem Wissen durch Obduktionen schrieb Baillie 1793 das erste systematische Pathologiebuch. Er gilt als Erstbeschreiber der Transposition der
großen Gefäße und des Situs inversus. In Paris trug Jean Nicolas Corvisart
(1755-1821), der Leibarzt Napoleon Bonapartes, mit seinen Untersuchungen
und Publikationen zu kardialen Pathologien entscheidend zum Kenntnisge-
winn von Herzerkrankungen bei (19).

2.1.5 Die Entwicklung der modernen Pathologie

Im 19. Jhdt. beeinflusste der Fortschritt durch die Industrialisierung auch Bildung und Wissenschaft. Die Entwicklung bedeutete Spezialisierung, auch die
Medizin war hiervon betroffen. Zu Beginn des 19. Jhdt. lag in den meisten
größeren Krankenhäusern ein Sektionssaal vor und die Anatomopathologie
wurde als Basis von Diagnostik und Krankheitslehre verstanden. Ärzte beschrieben Krankheitsentitäten genauer, entdeckten neue Erkrankungen und
untersuchten zeitliche Abläufe im pathologischen Geschehen. Zeitgleich revo-
lutionierten der Fortschritt in der Physiologie und Chemie sowie die Entwick-

lung des Mikroskops die Anatomie und Pathologie. Im Jahre 1819 wurde an der Universität Strasbourg das erste Institut für Pathologie gegründet mit Johann Friedrich Georg Lobstein (1777–1835) als ersten Professor für Pathologie (19, 26). Zwar wurde das Mikroskop bereits im 17. Jhdt. erfunden, jedoch stand es mit wenigen Ausnahmen wie Antoni van Leeuwenhoek (1632-1723), der rote Blutzellen, Protozoen und den N. opticus des Rinds untersuchte, oder Robert Hooke (1635-1703), der in seinem 1665 erschienen Werk „Micrographia" erstmals den Begriff „Zelle" verwendete, nicht im Fokus der Wissenschaftler (1, 27). Die Weiterentwicklung des Mikroskops im 18. und 19. Jhdt. mit immer besseren Linsen und dessen Einzug in die Medizin revolutionierte die Anatomie und Pathologie (1, 19, 27). So war es nun möglich, pathologische Grundideen wie Inflammation, Degeneration, Thrombose und Tumorwachstum präziser zu untersuchen (12). Mit der Entdeckung lebender Zellen, welche ausschließlich durch die Erfindung des Mikroskops möglich war, erfuhr das biologische Wissen einen weiteren, entscheidenden Aufschwung (28). Bereits im Jahre 1844 postulierte John Hughes Bennett (1812-1875), dass die makroskopische Pathologie nicht mehr ausreiche und im Sinne der Wissenschaft um die mikroskopische Untersuchung der Gewebe erweitert werden müsse (12, 19, 29, 30). Der Durchbruch wurde unter dem entscheidenden Einfluss der beiden Pathologen Carl Freiherr von Rokitansky (1804-1878) und Rudolf Virchow (1821-1902) erreicht (Abbildung 3). Die Etablierung der Pathologie als eigene Disziplin innerhalb der Medizin und die Einführung der Histologie als festen Bestandteil der Pathologie stellten einen Meilenstein der damaligen Medizin und Wissenschaft dar (1, 19, 31).

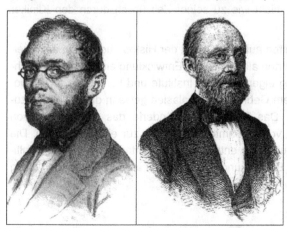

Abbildung 3: Zwei entscheidende Persönlichkeiten in der Entwicklung der modernen Pathologie: Der Wiener Carl Freiherr von Rokitansky (links), ein Verfechter der makroskopischen Pathologie mit über 30.000 selbst durchgeführten Obduktionen und der Berliner Rudolf Virchow (rechts), der die Lichtmikroskopie in die Pathologie einführte (1).

Die feingewebliche Analyse unter dem Mikroskop setzte neue Maßstäbe nicht nur in der Entwicklung der Medizin und insbesondere der Pathologie, sondern für die gesamte Wissenschaft (19). Rokitansky war ein Verfechter der makroskopischen anatomischen Pathologie und führte über 30.000 Obduktionen durch (1, 2, 12, 31-35). Als Professor an der Universität Wien plädierte er für die Errichtung eines eigenständigen Instituts für Pathologie als Bestandteil jedes Krankenhauses und führte die Entwicklung der Pathologie als eigenständige Fachrichtung der Medizin voran (1, 32). Rudolph Virchow leitete mit seinem herausragenden Beitrag zur Zelltheorie eine völlig neue Dimension der Untersuchung und des Verständnisses von Krankheiten ein (1, 2, 12, 30-32, 34). Sein 1858 erschienenes Werk „Die Cellularpathologie", das 1860 ins Englische übersetzt wurde, zählt zu den wichtigsten Monographien der Medizingeschichte (1, 2, 32) und läutete durch seine noch heute gültige Beschreibung der Ursache von Krankheit aufgrund Veränderungen auf zellulärer Ebene den Beginn der „neuen Pathologie" ein (1, 36). Weiterhin war Virchow ein Verfechter dafür, die Handhabung von Gewebe und das Handwerk des Pathologen zu professionalisieren. So bestand er auf die vollständige Obduktion mit der Untersuchung aller Organe des Patienten, nicht wie damals üblich nur das durch den Kliniker beschriebene (vermutlich) erkrankte Organ (30, 37). Des Weiteren wies er Chirurgen an, entgegengesetzt der damals üblichen Praxis, operativ entfernte Tumore meist ohne Dokumentation wegzuwerfen (1, 38), sämtliches intraoperativ entnommenes Gewebe aufzubewahren und zu beschreiben. Darüber hinaus förderte er die systematische Ausbildung junger Pathologen und initiiert die Durchführung von Obduktionen nach einem festen Ablauf durch einen Pathologen - nicht wie zu seiner Zeit üblich durch den Kliniker selbst (1, 12, 30-32, 39).

Die bahnbrechenden Arbeiten auf dem Gebiet der Histopathologie in der zweiten Hälfte des 19. Jhdt. führten allmählich zur Entwicklung einer eigenen Fachrichtung und der Gründung eigenständiger Institute und Lehrstühle für Pathologie. Insbesondere auf dem Gebiet der Neoplasien gewann die Histologie zunehmend an Bedeutung. Das Mikroskop veränderte das Verständnis von Krankheit von Grund auf, vom gesamten Organ hin zur einzelnen Zelle. Die Histotechnologie wurde durch die enthusiastische Untersuchung mannigfaltiger Gewebearten und der Entdeckung einer Vielzahl an Färbemethoden stetig vorangetrieben (Abbildung 4).

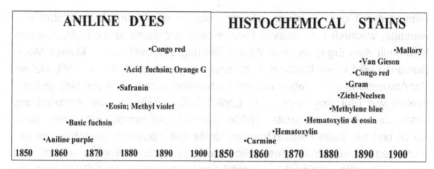

ANILINE DYES						HISTOCHEMICAL STAINS					
				•Congo red							•Mallory
											•Van Gieson
		•Acid fuchsin; Orange G									•Congo red
			•Safranin							•Gram	
									•Ziehl-Neelsen		
		•Eosin; Methyl violet								•Methylene blue	
	•Basic fuchsin								•Hematoxylin & eosin		
								•Hematoxylin			
	•Aniline purple						•Carmine				
1850	1860	1870	1880	1890	1900	1850	1860	1870	1880	1890	1900

Abbildung 4: Zum Zweck der histologischen Anfärbung wurde bereits in der zweiten Hälfte des 19. Jhdt. eine große Auswahl an Alinin-basierter Farbstoffe (links) und histochemischer Färbemethoden (rechts) entwickelt (1).

Zunächst wurden handgefertigte Schnitte frischen Gewebes ungefärbt aufgetragen (36). Als einer der ersten Anwender histochemischer Färbung in der Mikroskopie untersuchte der Anatom Joseph von Gerlach (1820-1896) bereits 1858 mit einer Karminrotfärbung, die er aus dem mexikanischen Insekt Dactylopius coccus gewann, Schnitte des Cerebellums (1, 40). Stetige Forschung führte im Laufe der Zeit zu immer neuen Färbemitteln, sodass nach und nach eine Auswahl an Techniken vorlag, die in synthetische und natürliche Färbemittel eingeteilt wurden. Letztere wurden aus Pflanzen- oder Tiermaterial hergestellt, wie etwa karminrot, safrangelb, Hämatoxylin, indigoblau und alizarinrot (1, 40-42). Die Geschichte einer der heute am weitesten verbreiteten Farbstoffe Hämatoxylin (42) verknüpft die Entdeckung der Neuen Welt mit dem Kommerz der Alten Welt: Der Blutholz- oder Blauholz- oder Campechebaum (Haematoxylum campechianum), der in Mexiko, Honduras und auf Jamaika wächst, bildet den natürlichen Grundstoff zur Herstellung des histologischen Färbemittels (1, 41) und wurde jahrhundertelang von Indianern zur Färbung von Textilien in dunkellila oder schwarz benutzt. Im frühen 16. Jhdt. entdeckten die Spanier auf ihrer Suche nach Gold und Silber den Baum und brachten ihn als alternatives Färbemittel zu indigoblau nach Europa (1, 41-44). Zwar wurden über mehrere Jahrhunderte verschiedene Färberezepte aus Blauholz in der Textilindustrie erprobt, jedoch waren diese aufgrund ihrer Instabilität und dem raschen Ausbleichen nach der Färbung problematisch (1, 41, 42). Die erste histologische Anwendung erfolgte durch Wilhelm von Waldeyer (1836-1921), der erfolglos ein wässriges Extrakt aus Blutholzbaumteilen auf Gewebeproben gab (1). Im Jahre 1865 erfolgte die erste erfolgreiche Hämatoxylinfärbung durch den Würzburger Franz Böhmer, der Alaun als Beizmittel verwendete, wodurch Hämatoxylin basisch wird und somit saure Nukleinsäuren bindet mit dem Ergebnis einer Zellkernfärbung. Abgesehen von kleinen Modifikationen wird diese Methode noch heute angewandt (1, 41, 42, 45). Neben der Anwendung in Geweben wurden Färbemittel auch in anderen biologischen Proben wie Blut eingesetzt. Paul Ehrlich (1854-1915), der die Anilinfärbung entdeckte, färbte in den späten 1870er Jahren Blutausstriche mit sauren, basischen und neutralen Farbstoffen und stellte fest, dass sich verschiedene Immunzellen mit nur einem dieser Stoffe anfärben ließen. Hieraus entwickelten sich die Begriffe „eosinophil, basophil und neutrophil" – eine Revolution, da Zellen, Strukturen und Krankheiten nun anhand ihrer mikroskopischen Eigenschaften beschrieben wurden (1, 45).

Große Anstrengungen wurden unternommen, um Methoden zu entwickeln Gewebe reproduzierbar zuzuschneiden und anzufärben. Anfangs wurden die Schnitte händisch mit einem scharfen Messer oder einer Rasierklinge angefertigt. Das Mikrotom wurde in den 1830er Jahren erfunden und erlaubte das feine Zuschneiden einer reproduzierbaren Schnittdicke. Das 1885 eingeführte Rotationsmikrotom stellt den Vorreiter des heutigen elektrischen Mikrotoms dar (1). Das Härten von Gewebe zur Optimierung des Zuschnitts begann im frühen 19. Jhdt. mit dem Gefrieren der Probe in Salzwasser, was jedoch nicht den gewünschten Erfolg zeigte (1, 46, 47). Die in den 1870er Jahren eingeführten Gefriermikrotome führten letztlich zur Entwicklung des Gefrierschnittes, welcher intraoperativ erstmals durch den Amerikaner William Henry Welch (1850-1934) im Rahmen einer Brustoperation eingesetzt wurde – die Schnittanfertigung mittels Kohlendioxid-Gefriermikrotom dauerte jedoch länger als die Operation selbst. Thomas Stephen Cullen (1868-1953) gelang 1895 Dank seiner Kenntnisse im Härten und Gefrieren von Gewebe das erste Schnellschnittverfahren mittels Gefrierschnitttechnik, indem er die Gewebeprobe vor dem Schneideprozess in Formalin vorfixierte (1, 47, 48). Louis B. Wilson gelang 1905 durch die Anfärbung von Gefrierschnitten mit Methylenblau eine Diagnosestellung innerhalb weniger Minuten (1, 47, 49-51). Die Einbettung in Paraffinwachs wurde 1869 durch Edwin Klebs (1834-1913) beschrieben. Um den Einbettprozess zu optimieren, war das Härten und Dehydrieren des Gewebes notwendig; bald gehörte die Verwendung von Chromsäure (1844), Chrom-Osmium-Acetatsäure und das Zenker'sche Gemisch zum Alltag eines Histologen. Die Gewebefixierung mit Glutaraldehyd wurde 1893 erstmals durch Ferdinand Blum (1865-1959) und seinen Vater Isaac Blum (1833-1903) beschrieben und gehört heute zu den meistverwendeten Fixiermitteln, insbesondere in der Elektronenmikroskopie (1, 36, 52).

Friedrich von Recklinghausen (1833-1910), ein Schüler Virchows, war einer der führenden Köpfe der Pathologie in der letzten Dekade des 19. Jhdt. Neben seiner bekannten Beschreibung der Neurofibromatose hinterließ er mit seinen bedeutenden Arbeiten zu primärem und sekundärem Knochenwachstum, Knochenpathologie, Thrombose, Embolie, Infarzierung, Degeneration, Hämochromatose, Adenomyomatosus der Uterus und vielen anderen seine Spuren auf nahezu jedem Gebiet. Edwin Klebs (1834-1913), ebenfalls ein Schüler Virchows, untersuchte Bakterien und Infektionskrankheiten und entdeckte 1878 die infektiöse Ursache der Endokarditis. Julius Cohnheim (1839-1884) und Carl Weigert (1845-1904) trugen maßgeblich zum Verständnis von Immunabwehr, Degeneration und Nekrose bei. Zu Beginn des 20. Jhdt. nahm das Tempo der pathologischen Wissenschaft rapide zu mit einem beinahe exponentiellen Ausmaß an neuen Entdeckungen. So wurde um die Jahrhundertwende die Sternberg-Reed-Zelle entdeckt und zahlreiche heute zur Basisausstattung der Histopathologie zählende Methoden und Gerätschaften erstmals beschrieben. Die erste Hälfte des 20. Jhdt. wurde durch Persönlichkeiten geprägt wie Ludwig Aschoff (1866-1942), der das retikuloendotheliale System entdeckte, und Nikolai Anitschkov (1885-1964), der die Histopathologie des Herzens bei rheumatischem Fieber beschrieb und die Rolle des Cholesterins in der Arteriosklerose aufdeckte. Neue Erkenntnisse zu Nierenerkrankungen wurden durch die Zusammenarbeit des Nephrologen Franz Volhard (1872-1950) und des Pathologen Karl Theodor Fahr (1877-1945) gewonnen, während Paul Klemperer (1884-1964) im Jahre 1942 seine Entdeckungen zur „Kollagenkrankheit" vorstellte. Der Pathologe Karl Landsteiner (1868-1943) begründete durch seine Forschungsarbeit den Grundstein für die Blutgruppentypisierung und stellte damit die Weichen für die Bluttransfusion und letztendlich auch für die Organtransplantation. Vom Beginn des 20. Jhdt. bis heute nahm die Geschwindigkeit der Entdeckungen mit nachfolgenden Veränderungen nochmals zu. Andauernde Fortschritte auf den Gebieten Gewebefixierung, Einbetten, Schneiden, immunhistochemische Färbung, molekulare Methoden, Mikroskopie und Bildverarbeitung führten zu einer kontinuierlichen Verbesserung diagnostischer Verfahren und genaueren Diagnosen. Viele neue Fachzeitschriften entstanden, um diese Neuerungen zu dokumentieren, darunter subspezialisierte Journals, welche die gesamte Breite der Pathologie abdecken. Zahlreiche neue Entitäten wurden beschrieben, weiterentwickelt, klassifiziert, erneut beschrieben und reklassifiziert als neue Methoden weitere Einblicke gewährten. Revolutionäre Entdeckungen wie die Immunfluoreszenz durch Albert Coons (1912-1978), monoklonale Antikörper durch George Köhler (1946-1995) und César Milstein (1927–2002) sowie die Polymerase-Kettenreaktion durch Kary Mullis (*1944) hatten einen enormen Einfluss und führten zur Redefinition einer Vielzahl morphologiebasierter Krankheitsklassifikationen, wie beispielswiese die fortlaufenden Änderungen von Tumorklassifikationen zeigen. Diese Entdeckungen haben die heutige pathologische Praxis geformt (36).

Im Gegensatz zum Aufschwung der Histologie unterlag die Durchführung von Obduktionen im 20. und 21. Jhdt. erheblichen Schwankungen. Die Anzahl an Autopsien stieg zunächst merklich an, als der Amerikaner Richard Clarke Cabot (1868-1939) im Jahre 1910 nachwies, dass Autopsien durch die Diskrepanz der klinischen Diagnose und des pathologischen Befundes hervorragend dazu dienen können, post mortem Fehldiagnosen aufzudecken. Dies bestärkte weiter den Einfluss der Pathologie auf die Klinik, tatsächlich wurde der Ruf amerikanischer Krankenhäuser im frühen 20. Jhdt. anhand deren Autopsierate beurteilt (19, 53). Nach Einzug radiologischer Methoden in die Klinik in den 1980er Jahren verlor die Autopsie an Bedeutung und die Anzahl an Sektionen sank zunächst, erfuhr jedoch zu Beginn des 21. Jhdt. einen erneuten Aufschwung als deren fortwährend bedeutende Rolle für das medizinische Lernen aufgezeigt und eine direkte Korrelation zwischen einer steigenden Anzahl an Autopsien eines Krankenhauses und dem Rückgang klinischer Fehldiagnosen nachgewiesen wurde (19, 45, 54-56). Trotz aller modernen Verfahren und fortschrittlicher Technologien - auch heute kommt der Obduktion von Patienten durch einen gut ausgebildeten Pathologen nach wie vor eine hohe Notwendigkeit und Bedeutung zu (45).

Die Entwicklung neuer Technologien in den letzten Jahrzehnten und die damit entstanden Erkenntnisse um das Krankheitsverständnis, von der zellbasierten über die genbasierte Krankheitsidee hin zu einzelnen Molekülen und deren Zusammenspiel, wirft die Frage auf, ob wir bereits wieder einer neuen Revolution gegenüberstehen, wie etwa die nächste Pathologie, die Nanopathologie? Die Zukunft wird es zeigen (36). Fest steht, die moderne Pathologie versteht sich als Weichensteller in der Behandlung des Patienten, die durch die Diagnose der Erkrankung die Richtung der klinischen Therapie entscheidend vorgibt. Hierfür stehen neben der klassischen Obduktion und der Histologie weitreichende Methoden zur Verfügung wie die Immunhistochemie, Elektronenmikroskopie, Immunfluoreszenz und Molekularpathologie. Zudem wurden die Methoden der Gewebefixierung und Einbetttechniken weiterentwickelt. Nicht zu vergessen ist zudem der technische Fortschritt mit hochentwickelten Mikrotomen und Mikroskopen (1, 36). Die Expertise des Pathologen ist im klinischen Alltag mit ihrer großen Rolle für den Patienten genauso gefragt wie in der Entwicklung neuer Methoden und der naturwissenschaftlichen Forschung, nicht nur beschränkt auf die Medizin, sondern im gesamten Spektrum der Natur- und Lebenswissenschaften. So wird die moderne Erforschung noch nicht verstandener Mechanismen und Pathologien mittels des Zusammenspiels interdisziplinärer Expertise vorangebracht, wobei der teils aufwändigen feingeweblichen, molekularbiologischen oder elektronenmikroskopischen Untersuchung des Gewebes durch den Pathologen in der fachdisziplinübergreifenden Zusammenarbeit eine bedeutende Rolle zukommt (57-67). Beispielsweise hat die professionelle Beurteilung der Gewebereaktion auf Implantate und Biomaterialien und deren Einfluss auf feingewebliche Prozesse eine erhebliche Bedeutung für Forschung und Klinik der operativen Fächer, sowohl zur Aufdeckung zugrundeliegender Pathomechanismen verschiedener Erkrankungen und Heilungsprozesse, als auch zur Entwicklung und Optimierung therapeutischer Materialienimplantate (60, 68-70). Auch in der Entwicklung bildgebender Verfahren ist die Pathologie ein unverzichtbares Instrument. Der feingewebliche Vergleich mit radiologischen Messungen stellt eine weit verbreitete und entscheidende Hilfe dar zur Beurteilung und Optimierung radiologischer Methoden (71-75).

2.2 Fixierung und histologische Gewebeaufbereitung

Bei der histologischen Aufbereitung durchlaufen Gewebeproben verschiedene Schritte wie Fixierung, Einbettung, Schneiden und Färbung. Dabei unterscheiden sich die methodischen Schritte abhängig von der Art der Färbung und der Art der Fixierung und Einbettung, beispielsweise in Paraffin oder als Gefrierschnitt (76).

2.2.1 Die Fixierung des Gewebes

Durch die Fixierung sollen Gewebe und Zellen in ihrem ursprünglichen und momentanen Zustand erhalten bleiben. Es sollen sowohl die Größe als auch die Form aller Bestandteile unverändert bleiben. Die Fixierung sollte die Moleküleigenschaft, Antigenität, Enzymaktivität und Färbbarkeit nach Möglichkeit nicht verändern, vielmehr sollte sie auf die folgende Präparation vorbereiten, sprich das Gewebe festigen und schneidbar machen. Somit ist die Fixierung einer der wichtigsten Prozessierungsschritte in der Präparation biologischen Materials für die mikroskopische Untersuchung (77). Allerdings gibt es leider keine Fixiermethode, die diese Kriterien gleichmäßig erfüllt. Aufgrund der Unterschiede in pH-Wert, Wassergehalt und Osmolarität, welche in verschiedenen Kompartimenten, Organellen und im Zytoplasma vorherrschen, reagieren die verschiedenen Zellkomponenten und Gewebe durch ihre unterschiedlichen physikalischen Eigenschaften nicht gleich auf eine Fixierung. Dies erfordert die Wahl einer der Struktur angepassten Fixierweise. Je höher die Auflösung ist, mit der das Präparat durch das Mikroskop betrachtet werden soll, desto besser muss die Struktur erhalten bleiben und desto genauer muss die Fixierung auf das Präparat abgestimmt werden. Für die meisten Anwendungen und insbesondere für die lichtmikroskopische Untersuchung ist allerdings eine optimale Fixierung nicht nötig (77). Ebenfalls abhängig von den chemischen und physikalischen Eigenschaften der jeweiligen Umgebung verändert sich physiologischerweise das Gewebe Post mortem aufgrund verschiedener Mechanismen: So kommt es durch Wasserausstrom oder Austrocknung zur Schwellung oder Schrumpfung des Gewebes und die noch vorhandene Aktivität zelleigener Enzyme führt zur Autolyse. Diese Prozesse müssen schnellstmöglich unterbunden werden, um ein naturgetreues histologisches Bild zu erhalten (76).

2.2.1.1 Die chemische Fixierung mit Formalin

Die Standardmethode der Gewebefixierung stellt heute die chemische Fixierung mit Formalin - Formaldehyd in isotonischer, gepufferter Kochsalzlösung - in Konzentrationen zwischen 4-10% dar. Hierfür wird das Gewebe schnellstmöglich nach Entnahme in ein 50-faches Volumen Formalin eingelegt. Formalin bewirkt eine Vernetzung und leichte Denaturierung der Proteine. Nicht proteinassoziierte Kohlenhydrate und Lipide werden hierbei nicht fixiert (76). Polysaccharide werden indirekt fixiert und kleine Moleküle wie Zucker, Peptide und Ionen bleiben bei einer chemischen Fixierung meist nicht erhalten. Formalin durchdringt auch größere Präparate und erhält Form, Farbe und Struktur sehr gut (77).

2.2.1.2 Die physikalische Fixierung durch Gefrieren

Neben der chemischen Proteinvernetzung stellt rasches Gefrieren eine physikalische Möglichkeit der Gewebefixierung dar. Die Gewebeprobe wird hierzu in flüssigen Stickstoff getaucht, was zu einem sehr raschen Gefrieren und dadurch zum Erhalt des Gewebes führt. Die hart gefrorene Gewebeprobe kann dann mit einem Mikrotom geschnitten und der Gewebeschnitt im Anschluss sofort gefärbt werden (76). Das schnelle Abkühlen auf tiefe Temperaturen beendet sofort die Stoffwechselvorgänge und fixiert dadurch die Moleküle und Strukturen in lebensnaher Konformation und Lokalisation. Dabei muss allerdings auf kontrollierte Bedingungen geachtet werden, damit eine destruktiv wirkende Eiskristallbildung ausbleibt. Sind diese Bedingungen gegeben, gehört die Gefrierfixierung zu den Verfahren, mit welchen man ein fast realistisches Bild des Gewebes zum Zeitpunkt der Fixierung erreichen kann (77).

2.2.2 Das Einbetten in Paraffin

Zur Herstellung dünner Schnitte von 2 bis 7 µm muss das Gewebe in eine Konsistenz überführt werden, die hart genug für deren Anfertigung ist. Hierfür wird das Gewebe mit erwärmtem und somit flüssigem Paraffin durchtränkt. Nach dessen Abkühlen härtet das Paraffin aus, wodurch ein Gewebe-Paraffin-Block fester Konsistenz entsteht. Von diesem ist es nun möglich, die gewünschten Schnitte anzufertigen. Paraffin ist nicht mit Wasser mischbar, sodass das Gewebe vor der Einbettung in Paraffin entwässert werden muss. Das Wasser wird dem Gewebe durch den Ersatz mit Ethanol entzogen. Hierfür erfolgt das schrittweise Zuführen des Gewebes an Ethanol mittels Bädern aufsteigender Ethanolkonzentrationen von 50% bis 100%. Im Anschluss wird Ethanol durch ein Intermedium wie Xylol und dieses schließlich durch Paraffin ersetzt, das nach dem Abkühlen aushärtet (76).

2.2.3 Das Schneiden, Färben und Eindecken

Der Paraffinblock wird nun in ein Mikrotom eingespannt, welches mit Spezialklingen ausgestattet ist, und so die Anfertigung von Schnitten in gewünschter Dicke (zumeist zwischen 2 und 7 µm) ermöglicht. Die Paraffinschnitte werden dann auf Objektträger aufgetragen und müssen, da das anschließende Färben meist in wässrigen Lösungen stattfindet, vor dem kommenden Schritt entparaf-

finiert werden. Hierfür wird das Paraffin mittels Xylol aus den Präparaten her-
ausgelöst. Das anschließende Färben erfolgt durch Einstellen des Objektträ-
gers in eine Färbelösung. Die überschüssige Farbe wird danach durch Spülen
entfernt und die Schnittpräparate mit einem Deckglas und eines an der Luft
aushärtenden Mediums eingedeckt. Neben der Konservierung des Schnitts
verbessert dieses Procedere aufgrund der lichtbrechenden Eigenschaften von
Deckglas und Eindeckmedium auch das histologische Bild unter dem Mikroskop (76).

2.2.4 Histologische Standardfärbungen

Das Ziel histologischer Standardfärbungen ist es, verschiedene Gewebestrukturen so hervorzuheben, dass sie voneinander unterschieden werden können.
Dies wird durch die unterschiedliche Affinität der Farbstoffe zu bestimmten
Zell- und Gewebebestandteilen möglich. Hierbei werden entweder hauptsäch-
lich die Kerne (z. B. bei Eisenhämatoxylin), Kerne und Zytoplasma (z. B. bei
Hämatoxylin-Eosin, HE) oder zusätzlich Kollagenfasern (z. B. bei Bindege-
websfärbungen durch Azan, Masson, Goldner oder van Gieson) hervorgeho-
ben. Elastische Fasern wiederum können durch spezielle Elastika-Färbungen
dargestellt werden. Eine Spezialform stellt die Färbung retikulärer Fasern dar,
die durch eine Silberimprägnation, beispielsweise mittels Versilberung nach
Gomori, ermöglicht wird. Die Silberionen einer Silbersalzlösung werden durch
oxidierte Aldehydgruppen zu metallischem Silber reduziert und färben sich
schwarz, wodurch retikuläre Fasern und die Basalmembran dargestellt werden
können. Am häufigsten jedoch sind elektrostatische Interaktionen zwischen
dem Färbemittel und dem jeweiligen Gewebebestandteil ausschlaggebend. So
werden **basische, kationische Farbstoffe** an anionische Komponenten ge-
bunden, wie beispielsweise DNA, RNA oder sulfatierte Glykosaminoglykane,
und werden daher als basophil bezeichnet. Sie werden u. a. zur Kernfärbung
eingesetzt. Der gängigste basische Farbstoff ist Hämatoxylin, dessen Oxidati-
onsprodukt Hämatein bei der Färbung als Komplexverbindung mit einem Metallion (Al^{3+}, Fe^{3+}, Cr^{3+}) vorliegt. Die Metallionen sind die Träger der Positiv-
ladung und werden meist in Form von sog. Alaunen der Färbelösung beige-
fügt. Handelt es sich dabei um Aluminium-Alaun, wird der Komplex aus Farbstoff und Metallion als Hämalaun bezeichnet, bei einem Eisenion als Eisenhämatoxylin und bei Chromionen als Chromhämatoxylin. Andere basische Farbstoffe wie Methylenblau oder Azur sind in den Färbemischungen enthalten, die

zur Färbung hämatologischer Präparate (Pappenheim-Färbung) und lymphatischer Gewebe verwendet werden (Giemsa-Färbung). Kresylviolett und Toluidinblau dienen der in der Neuroanatomie angewandten Nissl-Färbung, Alcianblau findet bei der Färbung stark anionischer Substanzen wie sulfatierten Glykosaminoglykanen und sulfatierten Muzinen Anwendung. Hingegen binden **saure, anionische Farbstoffe** an kationische Komponenten, wie verschiedene Proteine, Hämoglobin, Mitochondrien sowie diverse Speicher- und Sekretgranulae, und werden daher als azidophil oder eosinophil bezeichnet. Sie werden u. a. zur Zytoplasmafärbung verwendet, wobei neben dem am häufigsten angewandten sauren Farbstoff Eosin auch Stoffe wie Azokarmin, Säurefuchsin, Ponceau, Orange G oder Pikrinsäure eingesetzt werden (76).

2.2.5 Äquivalenzbild und Artefaktbildung

Das Bild fixierten Gewebes ist nicht identisch mit dem lebender Zellen, da durch die Anfertigung histologischer Präparate Kunstprodukte und Artefakte entstehen. Bei gleichbleibender Methode sind viele Eigenschaften dieser Kunstbilder allerdings reproduzierbar und für die betreffende Zellart kennzeichnend, beispielsweise die Basophilie des Zytoplasmas einer ribosomenreichen Zelle. Diese reproduzierbaren Eigenschaften erlauben Rückschlüsse auf den zu Lebzeiten herrschenden Zustand und werden als Äquivalenzbild bezeichnet. Als Artefakt werden hingegen nicht reproduzierbare Veränderungen bezeichnet, welche durch insuffiziente Fixier- und Präparationstechniken entstehen und keine sicheren Rückschlüsse auf den lebenden Zustand erlauben. Beispiele hierfür sind die mechanische Schädigung des Gewebes bei der Probengewinnung, autolytische Veränderungen infolge verspäteter Fixierung, Farbstoffniederschläge oder Risse, Scharten und Falten im Schnittpräparat. Auch die Schrumpfung oder Quellung des Gewebes bspw. durch nicht-isotonische Fixierlösungen führt zur Artefaktbildung (76).

2.3 Der Paraffin- und der Gefrierschnitt

Die verschiedenen Fixiermethoden bringen unterschiedliche Vor- und Nachteile mit sich. Paraffin durchdringt unterschiedlich schnell das Gewebe abhängig von dessen Konsistenz und Zusammensetzung, im Durchschnitt jedoch ca. 1 mm pro Stunde (78), wodurch ausreichend viel Zeit für diese Fixiermethode

notwendig ist, um eine vollständige Fixierung zu gewährleisten. Die Gefrierfixierung hingegen ist nach wenigen Sekunden abgeschlossen und das Gewebe kann nach der anschließenden Schnittanfertigung im Mikrotom sofort gefärbt werden. Die im Anschluss an die Paraffinfixierung notwendigen weiteren
Aufbereitungsschritte vor der eigentlichen Färbung entfallen (76). Diese sehr
rasche Methode wird daher in der Schnellschnittdiagnostik der Pathologie angewandt, um bspw. intraoperative Aussagen über die Dignität eines Gewebes
treffen oder den Abstand zum Tumorrand im Falle einer Resektion bewerten
zu können (79-86). Neben dem Zeitgewinn werden im Rahmen der Gefrierfixierung Proteine in geringerem Maße denaturiert verglichen zur Paraffinfixa-
tion, sodass Enzymaktivitäten und Antigeneigenschaften besser erhalten bleiben. Zudem werden beim Gefrieren, anders als bei der Paraffinfixierung, Lipide nicht extrahiert. Andererseits ist der Strukturerhalt des Gewebes im Paraffinschnitt dem des Gefrierschnittes überlegen (76). Zudem kann sich die Fi-
xier- und Aufbereitungsmethode auf die Ansprechbarkeit auf immunhistochemische Verfahren und die Möglichkeit der Durchführung molekularpathologi-
scher Methoden wie der Polymerasekettenreaktion auswirken (82, 87-101).
Auch kann die intraoperative Schnellschnittdiagnose von der richtigen, im
Nachhinein im Paraffinschnitt gestellten Diagnose abweichen. Aus diesen
Gründen muss nach einer Schnellschnittdiagnostik mittels Gefrierschnitt stets
noch eine nachfolgende Verifizierung der Diagnose mittels Paraffinschnitten
erfolgen (84, 102-106). Obwohl berichtet wurde, dass verschiedene humane
Gewebearten während der Anfertigung von Gefrierschnitten schrumpfen, wur-
de das genaue Ausmaß dieses Effektes bisher kaum untersucht (107).

2.4 Das Phänomen der Gewebeschrumpfung

Das Schrumpfen von Gewebe vor und nach der Gewebefixierung und -aufbe-
reitung ist ein weithin bekanntes Phänomen in der mikroskopischen Anatomie
und der Pathologie (77, 108, 109). Biologische Präparate schrumpfen bei Luft-
exposition sowie durch histologische Aufbereitungsschritte wie der Fixierung in
Medien wie Formalin oder Alkohol, dem Einbetten in Paraffin oder dem
Schneidevorgang. Dies hat zur Folge, dass sich die Gewebgröße *in vivo* von
der nach Exzision und Fixierung vorliegenden Präparategröße unterscheidet
(110-112). Die genaue Ursache der fixier- und aufbereitungsbedingten
Schrumpfung sowie deren zugrundeliegender Mechanismus sind bisher nicht
geklärt, könnten aber mit einer Miniaturisierung von Zellorganellen zusammen-

hängen (110, 113, 114). Der Effekt der Gewebeschrumpfung wurde bereits in unterschiedlichen pflanzlichen, tierischen und menschlichen Gewebearten untersucht, wie in den Blättern und Wurzeln verschiedener Pflanzenspezies (115, 116), in Arterien (117-120), glatter und quergestreifter Muskulatur (121, 122), Perikard (123), Gewebe des Gastrointestinaltraktes (124) wie Ösophagus (125, 126), Kolon und Rektum (127, 128), Nervengewebe (129-132), Kopf-, Mund-, Hals- und Nackengewebe (133-140), Prostata (141, 142), gynäkologischem Gewebe (143), Zahn- (144, 145) und Knorpel- und Knochengewebe (146-150), in der Haut und in benignen und malignen dermalen Läsionen (112, 151-154) sowie in ophthalmologischem Gewebe wie dem Endothel der Kornea (109, 114, 155, 156), dem Nervus opticus (110) und dem Uveamelanom (157). Auch in Lungengewebe wurde ein fixierbedingter Schrumpfeffekt beschrieben (158-161). Das Ausmaß der Schrumpfung im Zuge der histologischen Gewebeaufbereitung hängt eng mit dem Gewebetyp, der Art und Dauer der Fixierung sowie der gewählten Aufbereitungsmethode zusammen und unterliegt hierbei verschiedensten Einflussfaktoren (77, 110). So führen die Fixierung in Formalin, welche eine Denaturierung von Proteinen bedingt, und die nachfolgende Entwässerung des Gewebes durch Alkohol zur Gewebeschrumpfung (110, 122). Größenveränderungen können durch physikalische Einflüsse entstehen wie das rasche Erwärmen eines gefrorenen Gewebeschnittes bei der Kontaktaufnahme mit dem warmen, raumtemperierten Objektträger (162). Interessanterweise kann sogar die Dauer der Exposition an Raumluft nach Entnahme des Gewebes einen erheblichen Einfluss auf den Schrumpfeffekt ausüben (110, 127). Die Gewebeschrumpfung ist nicht nur in der Histologie von Bedeutung, sondern spielt auch in weiteren morphologischen Verfahren wie der Elektronenmikroskopie eine große Rolle (115, 121, 163-169). Insbesondere beim Vergleich von Gewebeproben, die nach unterschiedlichen Methoden aufbereitet wurden, kann der fixierungs- und aufbereitungsbedingten Gewebeschrumpfung eine erhebliche Bedeutung zukommen (124, 162). Obwohl eine fixier- und aufbereitungsbedingte Gewebeschrumpfung auch in Lungengewebe bekannt ist (158, 159), wurde der Schrumpfungseffekt von Bronchialgewebe und der Vergleich der beiden am häufigsten angewandten Aufbereitungsmethoden, Paraffin- und Gefrierschnitt, bislang nicht untersucht. Die vorliegende Arbeit repräsentiert die erste vergleichende, histologische Untersuchung der Bronchienwanddicke im Paraffin- und Gefrierschnitt mit dem Ziel der Erörterung ob im Schweinebronchus ein Größenunterschied zwischen diesen beiden histologischen Methoden vorliegt.

2.5 Histologie und Computertomographie der Bronchialwand

Die Visualisierung der Atemwegswand mittels Computertomographie repräsentiert ein sinnvolles und zuverlässiges Instrument zur nicht invasiven Darstellung der Atemwege (170). Neben dem Beitrag zu einem besseren Verständnis verschiedener Lungenerkrankungen erweitert diese Methode den
Rahmen diagnostischer Möglichkeiten (171-176). Für die akkurate Atem-
wegsquantifizierung wurden bereits unterschiedlichste Methoden erprobt und
diese Entwicklungen sind noch immer Gegenstand der aktuellen Forschung
(177, 178). Zur Bewertung und Weiterentwicklung bildgebender Verfahren ist
es notwendig radiologische Daten mit histologischen Daten zu vergleichen
(71, 179, 180). Zahlreiche, heute im klinischen Alltag fest verwurzelte Entwicklungen wie die Sonographie der Carotiden (181, 182) und die Mammographie
(106) entstanden durch den Vergleich von Bildgebung mit dem histologischen
Korrelat. Auch konnten hierdurch Limitierungen in der Brauchbarkeit radiologischer Methoden aufgedeckt werden, wie die Beurteilung der Infiltration des N.
opticus bei Retinoblastompatienten (183) oder die radiologische Charakterisie-
rung von Raumforderungen der Adnexen (184). In der Beurteilung der Lunge
und Diagnose von Lungenerkrankungen wie dem pulmonalen Adenokarzinom
bildet die Computertomographie ein sinnvolles Verfahren zur Festlegung der
besten chirurgischen Herangehensweise (185) durch die Vermessung der
Tumorgröße und Bestimmung der Tumorlokalisation (186). Allerdings erfordert
der Schrumpfeffekt des Gewebes nach Entnahme, welche auch in Lungengewebe stattfinden (158, 159, 161, 187-192), die Untersuchung von Volumenveränderungen bedingt durch Fixierung und histologischer Aufbereitung.
Demgegenüber ist die radiologische Vermessung der Atemwege aktuell Gegenstand von Entwicklung und Verbesserung, sodass der Vergleich mit der
Histologie eine sinnvolle und häufig zur Überprüfung des radiologischen Er-
gebnisses verwendete Methode darstellt (71, 180, 193). Allerdings wurde bislang nie die histologische Methode im Hinblick auf die Größenveränderung mit
einbezogen. Um einen Einblick in verschiedene Größenverhältnisse in der
Vermessung der Bronchialwand anhand verschiedener histologischer und radiologischer Verfahren zu erhalten, wurden in der vorliegenden Arbeit erstmals
die Messungen der Bronchialwanddicke mittels Gefrierschnitt, Paraffinschnitt,
Mikro-CT und CT miteinander verglichen.

3 Methoden

Die vorliegende Arbeit entstand aus einem von der Deutschen Forschungs-
gemeinschaft (DFG) geförderten Kooperationsprojekt zwischen dem REPAIR-
lab des Instituts für Pathologie und der Klinik und Poliklinik für diagnostische
und interventionelle Radiologie der Universitätsmedizin der Johannes Gutenberg-Universität Mainz. Das Ziel dieses Projektes lag in der „Entwicklung und
Validierung einer automatischen Methode zur Bestimmung der Bronchienge-
ometrie aus MDCT-Daten" (DFG-Projektnummer WE 4691/2-1). Im Hinblick
auf charakteristische Veränderungen der Atemwegsmorphologie infolge verschiedener Pathologien war es im Rahmen dieses Projektes Ziel, die Genauigkeit eines automatischen computertomographischen Atemwegsmessverfah-
rens durch den Vergleich mit der Messung im histologischen Schnittpräparat
zu bewerten. Hierzu wurden Bronchien in gefrorenen Schweinelungen zunächst mittels CT und anschließend im histologischen Gefrierschnitt vermessen (71, 194). Um jedoch nicht nur Gefrierschnitte und radiologische CT-
Aufnahmen zu vergleichen, sondern auch Informationen über das Verhältnis
zwischen Gefrier- und Paraffinschnitten im Bronchialgewebe zu erhalten, wurden in der vorliegenden Arbeit den Gefrierschnitten zuvor in Paraffin eingebet-
tete und anschließend gefärbte Schnitte derselben Schnittebene vergleichend
gegenüber gestellt (74, 75). Darüber hinaus wurden in einer weiteren Untersuchung die Messungen der Bronchialwanddicke von sieben Bronchien aus Pa-
raffin- und Gefrierschnitt sowie aus Mikro-CT und CT miteinander verglichen.

3.1 Der Tierversuch

Der Tierversuch und die computertomographischen Messungen der gefrorenen Lungenpräparate wurden in der Klinik und Poliklinik für diagnostische und
interventionelle Radiologie der Universitätsmedizin der Johannes Gutenberg-
Universität Mainz durchgeführt. Das Ziel dieses Tierversuches war zunächst
das Generieren von korrelierenden Schnittebenen im CT und Lungenpräparat
(71, 194).

3.1.1 Die Herkunft der Versuchstiere

Für den alleinigen Zweck dieser Studie wurden keine Tiere getötet. Insgesamt wurden vier Schweinelungen untersucht. Zwei der in dieser Arbeit verwendeten Lungen entstammten einem vorhergehenden, anderweitigen Tierversuch und zwei dem Schlachthof. Der vorhergehende Tierversuch diente der Untersuchung des physiologischen Gasaustauschprozesses, des Gasflusses sowie der Gasverteilung im Rahmen der Hochfrequenzoszillationsventilation (HFOV), einer lungenprotektiven Beatmunsstrategie (195-197). Wichtig für die vorliegende Arbeit war, dass außer dem Auswaschverfahren mit Inertgas keine Manipulation am Lungengewebe dieser Tiere vorgenommen wurde (71). Den Schweinen aus dem Inertgasauswaschverfahren-Tierversuch wurden die Lungen sofort nach der Euthanasie der Tiere entnommen. Das aus dem Schlachthof stammende Gewebe wurde direkt nach der Schlachtung von einem lokal ansässigen Schlachthof abgeholt und unmittelbar in den Präparationsraum der Klinik und Poliklinik für diagnostische und interventionelle Radiologie der Universitätsmedizin der Johannes Gutenberg-Universität Mainz transportiert. Das vom Schlachthof stammende Organpaket umfasste neben den Lungen auch Pharynx, Zunge, Larynx, Herz sowie Leber. Die Organe waren bei Entgegennahme noch miteinander verbunden.

3.1.2 Die Präparation der Lungen für die CT-Aufnahme

Die Lungen wurden von den anhängenden Pharynx, Larynx und Leber getrennt und die Trachea mit einem konventionellen Trachealtubus (Willy Rüsch GmbH, Kernen, Deutschland) intubiert. Im Anschluss wurden die Lungen mechanisch beatmet (SV 900, Siemens Elema AB, Solna, Schweden), wobei ein positiver endexpiratorischer Druck (positive endexpiratory pressure, PEEP) bis 20 mmHg gewählt wurde, um die Lungen komplett zu entfalten. Nachdem die Lungen komplett entfaltet waren, wurde der Trachealtubus in Inspiration und somit vollständiger Entfaltung der Lungen mit einer Klemmzange abgeklemmt, wodurch die Inspiration und vollständige Entfaltung der Lungen gehalten wurde. Anschließend wurden die belüfteten Lungen nach der Methode von Rau *et al.* (198) in ein Bad aus flüssigem Stickstoff mit einer Temperatur von -183°C getaucht, wodurch das Gewebe umgehend gefror und die Lungen innerhalb weniger Sekunden mit Erhalt der anatomischen Struktur eine feste Konsistenz annahmen (Abbildung 5) (71). Im Anschluss wurden die Lungen einzeln in eine mit Quark gefüllte Box gegeben. Nachdem diese verschlossen war, wurde die Box wiederum in das Bad aus flüssigem Stickstoff getaucht, wodurch auch der Quark umgehend gefror und so das Gewebepräparat optimal für den darauf folgenden Schneideprozess stabilisiert wurde (71). Die gefrorenen Lungen wurden nun im Stickstoffbad zum Multi Detektor Computertomographen (MDCT) transportiert.

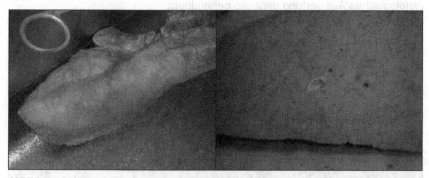

Abbildung 5: Links: In ein Bad aus flüssigem Stickstoff getauchte, intubierte und ventilierte Schweinelunge mit dem Resultat sofortigen Gefrierens bei Erhalt der anatomischen Struktur. Rechts: Schnitt durch eine vollständig gefrorene Schweinelunge nach Auswahl der gewünschten Schnittebene anhand der computertomographischen Aufnahme (71).

3.1.3 Die Computertomographie der Lungenpräparate

Von der in ventiliertem Zustand gefrorenen und in wiederum gefrorenem Quark eingebetteten Lunge konnte computertomographisch eine dem Protokoll einer Routine-Brust-CT-Untersuchung folgende Aufnahme simuliert werden (Brilliance CT 64, Philips Medical Solutions, Leiden, Niederlande - Röhrenspannung: 120 kV; Röhrenstrom: 100 mAs; Kollimation: 64 mm × 0,625 mm; Schichtdicke: 0,8 mm; Inkrement: 0,4 mm, kernel L) (Abbildung 6) (71).

3.1.4 Computertomographische Messung der Bronchienwanddicke

Die CT-Messungen wurden mit dem YACTA-System (yet-another-CT-analyzer) durchgeführt, einer Methode, die durch Weinheimer *et al.* beschrieben wurde (199). Hierbei ermittelten 256 zentrifugal ausgerichtete Strahlen das Graustufenprofil der Atemwegswand und mit Hilfe einer integralbasierten Methode wurde die mediane Bronchienwanddicke berechnet. Stellen der Bronchialwand, an welchen das Graustufenprofil nicht sicher erhoben werden konnte, wenn beispielsweise Bronchialarterien parallel zur Bronchialwand verliefen, wurden automatisch von der Messung ausgeschlossen, sodass die Wanddicke für die Teile des Bronchus errechnet wurde, die von Lungenparenchym umgeben waren (71). Um Fehler zu vermeiden wurde dies in der histologischen Auswertung genauso gehandhabt.

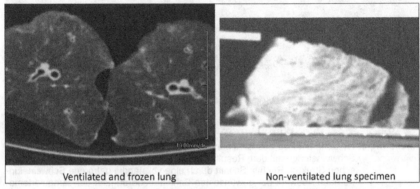

Ventilated and frozen lung   Non-ventilated lung specimen

Abbildung 6: Vergleich der CT-Aufnahmen eines ventilierten, gefrorenen Lungenpräparates (links) mit einem normalen, nicht ventilierten Präparat (rechts). Deutlich erkennbar ist der erhaltene Dichteunterschied zwischen den Wänden der Atemwege und dem Lungenparenchym im gefrorenen Präparat des linken Bildes. Dieser ist für die Messung der Wanddicke der Atemwege mittels CT obligatorisch. Die massive und ubiquitäre Atelektase im rechten Bild verhindert jegliche Erfassung der Atemwegsmorphometrie (71).

3.1.5 Die Anfertigung von Lungenschnitten in den Schnittebenen der computertomographischen Aufnahmen

Anhand der erzeugten CT-Bilder wurden optimale Schnittebenen identifiziert, wozu beispielsweise gehörte, dass die Bronchien senkrecht in der Bildebene geschnitten wurden. Diese Ebenen wurden anschließend auf das gefrorene Lungenpräparat rekonstruiert, indem zunächst die ausgewählten Schnittebenen mithilfe des Laserkreuzfeldes des Computertomographen auf das Lungenpräparat projiziert und dann mittels Tinte und zusätzlich mechanisch mit einem Metalllineal auf dem gefrorenen Lungenpräparat markiert wurden. Anhand der aufgetragenen Markierungen konnte das Präparat nun mittels einer anatomischen Säge (Selekta 3, Mado GmbH, Dornhan im Schwarzwald, Deutschland) makroskopisch in den gewünschten Ebenen geschnitten werden (Abbildung 5, S. 27) (71).

3.1.6 Die Auswahl der Lungenschnitte und Bronchien

Nach dem Schneiden des Präparates wurden die Schnittflächen der erhaltenen Präparatescheiben mit denen der CT-Schnitte verglichen. Es wurden nur solche Lungenschnitte und Bronchien ausgewählt, deren Schnittfläche makroskopisch im Präparat gut mit der Schnittfläche der CT-Aufnahme korrelierte. Hierbei war es stets das Ziel, später auch eine gute Korrelation zwischen CT-Aufnahme und dem histologischen Schnitt zu erhalten, um die Rekonstruktion des Histoschnittes auf das CT-Bild zu ermöglichen (Abbildung 7) (71).

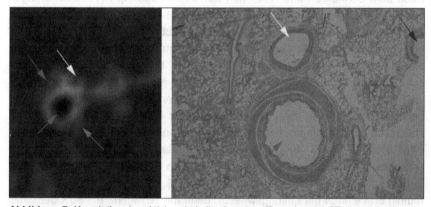

Abbildung 7: Korrelation der gleichen Lokalisation eines Bronchus im CT (links) und im histologischen Schnitt (rechts). Zur besseren Orientierung markieren die farbigen Pfeile dieselben Gewebestrukturen in beiden Aufnahmen (71).

3.2 Die histologische Aufbereitung des Gewebes

Die gefrorenen Lungenscheiben wurden anschließend zur histologischen Aufbereitung und Auswertung unter Kühlung in das naheliegende Institut für Pathologie der Universitätsmedizin der Johannes Gutenberg-Universität Mainz transportiert.

3.2.1 Das Aufbereiten, Färben und Eindecken der Gefrierschnitte

Die anhand der computertomographischen Daten ausgewählten Bronchien wurden nun aus dem noch immer gefrorenen Lungengewebe mittels eines Skalpells (Feather Trimming Blade) und anatomischer Pinzette (Anatomische Pinzette 13 cm, Carl Martin GmbH, Solingen, Deutschland) herauspräpariert. Anschließend wurden die Bronchien mit Gewebekleber (Tissue freezing medium Leica Microsystems GmbH, Wetzlar, Deutschland) auf dem Gewebetisch des Kryostaten (CM1900, Leica Microsystems GmbH, Wetzlar, Deutschland) fixiert und dieser mitsamt der Gewebeprobe in ein flüssiges Stickstoffbad (Linde AG Gases Division Germany, Pullach, Deutschland) getaucht. Von der gefrorenen Gewebeprobe wurden dann mit dem Kryostaten Schnitte von 5 µm Dicke angefertigt, welche auf Objektträger (Diagonal GmbH & Co. KG, Münster, Deutschland) aufgezogen wurden.

Nach dem Schneiden und Aufziehen auf Objektträger im Kryostaten erfolgte per Hand die Färbung der Gefrierschnitte mit Hämatoxylin-Eosin. Zu diesem Zweck wurden die Schnitte in standardisierter Abfolge für festgelegte Zeiten in verschiedene Lösungen gegeben. Zuerst erfolgte ein Bad für eine Minute in Hämalaun nach Gill (Kapitel 4.4 Rezepte und Lösungen, S. 39 ff) mit anschließendem Bläuen unter fließendem Wasser für zehn Sekunden. Hiernach wurde das Präparat zweimal mit Leitungswasser gespült. Im Anschluss wurden die Präparate für zwei Sekunden in einer Küvette (VWR International, Darmstadt, Deutschland) mit Leitungswasser und drei Tropfen Ammoniak (VWR International GmbH, Darmstadt, Deutschland) geschwenkt und danach unter fließendem Wasser abgespült. Im Weiteren wurden die Schnitte acht Mal in Eosin (Kapitel 4.4 Rezepte und Lösungen, S. 39 ff) geschwenkt und daraufhin erst einmal mit Leitungswasser, dann mit 70%igem, mit 80%igem, mit 96%igem und noch dreimal mit 100%igem Isopropanol (SAV Liquid Production GmbH, Flintsbach am Inn, Deutschland) abgespült. Danach erfolgte ein zweimaliges Abspülen der Schnittpräparate mit Xylol (SAV Liquid Production GmbH, Flintsbach am Inn, Deutschland), mit einem anschließendem Bad von 30 Sekunden Dauer in Xylol. Als Ergebnis der Färbung waren Zellkerne blau und Zytoplasma sowie Bindegewebsfasern violett gefärbt. Erythrozyten färbten sich in den so behandelten Schnittpräparaten rot-violett. Nach der Färbung und Entwässerung wurden die Schnitte per Hand mittels Entellan und einem Deckglas eingedeckt.

3.2.2 Das Aufbereiten, Färben und Eindecken der Paraffinschnitte

Nachdem im Kryostaten ein Schnitt vom gefrorenen Präparat für die Gefrier-
schnittaufbereitung entnommen war, wurde das Gewebe vom Gewebetisch
des Kryostaten abgelöst und in Einbettkassetten (Kabe Labortechnik GmbH,
Nümbrecht-Elsenroth, Deutschland) eingelegt, wobei die Einbettkassetten zur
eindeutigen Zuordnung des jeweiligen Präparates mit der entsprechenden
Fallnummer der Schnittebene und der Bronchusnummer beschriftet wurden.
Über Nacht erfolgte die Fixierung in gepuffertem 4% Formalin (Kapitel 4.4 Rezepte und Lösungen, S. 39 ff) sowie im Anschluss im Gewebeentwässerungs-
automaten (Sakura Finetek Germany GmbH, Staufen, Deutschland) die Entwässerung mittels aufsteigender Alkoholreihe, die mit einem Bad in Xylol, das
als Intermedium zu Paraffin diente, abgeschlossen wurde. Die Gewebeproben
wurden am folgenden Morgen in Paraffin (Klinika Medical GmbH, Usingen,
Deutschland) eingebettet (Paraffin-Einbettsystem, Medite TES 99, Medite
GmbH, Burgdorf, Deutschland), wobei die Gewebeproben exakt plan in einer
dafür vorgesehenen Metallform ausgerichtet wurden, um beim nachfolgenden
Schneidevorgang den gesamten Querschnitt des Bronchus im Schnittpräparat
zu erfassen. Das Ergebnis waren fest in Paraffin fixierte Gewebeblöckchen.
Vor dem Schneiden wurden die Paraffinblöcke für zehn Minuten auf der Kühl-
platte (TKF 22, Medite GmbH, Burgdorf, Deutschland) bei -20°C gekühlt. Danach wurden mit dem Rotationsmikrotom (Hyrax M55, Carl Zeiss Microlma-
ging GmbH, Jena, Deutschland) Schnitte von 2 µm Dicke angefertigt, die über
eine Wasserrutsche mit fließend Warmwasser in das dazugehörige Wasserbad glitten. In diesem streckten sich die Schnitte und wurden dann auf Objektträger (Diagonal GmbH & Co. KG Münster, Deutschland) aufgezogen. Das
endgültige Strecken und Entfernen von Lufteinschlüssen erfolgte durch das
Auflegen der Schnitte auf den Objektträgerstrecktisch (OTS 40, Medite GmbH,
Burgdorf, Deutschland). Nun lagen ungefärbte, auf Objektträger fixierte
Schnittpräparate aus Paraffinblöcken von 2 µm Dicke vor.

Vor dem Färbeprozess mussten die Paraffinschnitte entparaffiniert werden.
Hierfür wurden die Objektträger senkrecht im Wärme- und Trockenschrank
(Heraeus Function Line UT6, Thermo Fisher Scientific GmbH, Dreieich,
Deutschland) bei 60°C aufgestellt und erwärmt, wodurch das Paraffin schmel-
zen und ablaufen konnte. Die HE-Färbung der Paraffinschnitte erfolgte mittels
Färbeautomaten (Leica ST 4040 Linear Stainer, Leica Microsystems GmbH,
Wetzlar, Deutschland). In diesem durchliefen die entparaffinierten Präparate

fixiert auf Objektträger die folgenden Bäder in den angegebenen Agenzien. Jedes Bad dauerte 50 Sekunden. Zuerst folgten acht Bäder in Xylol, danach drei Bäder in 100%igem Isopropanol (SAV Liquid Production GmbH, Flintsbach am Inn, Deutschland). Im Anschluss durchliefen die Präparate jeweils zwei Bäder in 96%igem und 70%igem Isopropanol. Daraufhin wurden die Schnitte einmal mit *Aqua dest.* gespült, dann dreimal in Hämalaun nach Gill (Kapitel 4.4 Rezepte und Lösungen, S. 39) und einmal in Hämalaun Wasser (Kapitel 4.4 Rezepte und Lösungen, S. 39) ebenfalls jeweils für 50 sec gebadet. Anschließend wurden die Gewebeproben dreimal in Leitungswasser sowie zweimal in Eosin (VWR International GmbH, Darmstadt, Deutschland) mit Essigsäure (VWR International GmbH, Darmstadt, Deutschland) gebadet. Darauf folgten jeweils ein Bad in Isopropanol (70% und 96%), dann drei Bäder in Isopropanol (100%). Das Ergebnis der Färbung war die Blaufärbung der Zellkerne sowie die Violettfärbung von Zytoplasma und Bindegewebsfasern. Erythrozyten waren rot-violett gefärbt. Abschließend wurden die Schnitte zweimal in Xylol gebadet. Die Färbelösungen Hämalaun und Eosin wurden einmal wöchentlich gewechselt. Hierfür wurde die erste Küvette im Färbeautomaten erneuert und an die letzte Färbeposition gesetzt, wobei die übrigen Küvetten hierdurch eine Position nach vorne rückten.

Im Anschluss an den Färbeprozess wurden die Schnitte mit Hilfe eines Eindeckautomaten (CV 5030, Leica Microsystems GmbH, Wetzlar, Deutschland) auf Deckgläschen eingedeckt. Hierfür wurde Entellan (VWR International GmbH, Darmstadt, Deutschland) als Eindeckmedium verwendet, das die Haftung zwischen dem Objektträger mit gefärbtem Gewebe und dem Deckglas (Waldemar Knittel Glasbearbeitungs GmbH, Braunschweig, Deutschland) gewährleistete.

3.3 Datenerhebung und Auswertung histologischer Schnitte

Die Schnittpräparate wurden unter einem Lichtmikroskop (BX46, Olympus Deutschland GmbH, Hamburg, Deutschland) ausgewertet und mit einer Mikroskopkamera (SC30, Olympus Deutschland GmbH, Hamburg, Deutschland) fotografiert. Hierbei wurde die Bronchienwanddicke histologisch mit Hilfe einer digitalen Messsoftware (Cell Sense Entry 1.5, Olympus Deutschland GmbH, Hamburg, Deutschland) ausgemessen.

3.3.1 Die Ermittlung der Bronchienwanddicke

Vor der Messung wurde jeder Bronchus zuerst in 12,5-facher Vergrößerung auf dessen Unversehrtheit sowohl im Gefrier- als auch im Paraffinschnitt geprüft. Präparate, in welchen die anatomischen Strukturen auch nur in einer der beiden Schnittpräparategruppen beschädigt waren, wurden vor der Messung aussortiert, sodass die Evaluierung der Bronchienwanddicke in dieser Arbeit an sowohl im Gefrier- als auch im Paraffinschnitt hinreichend intakten Präparaten durchgeführt wurde. Nach dieser Selektion standen der Untersuchung insgesamt 36 Bronchien zur Verfügung. Von jedem Bronchus wurden nun ein Paraffin- und ein Gefrierschnitt ausgewertet, sodass im Ganzen 72 Schnitte evaluiert wurden. In jedem Schnittpräparat wurden 40 Messungen der Bronchienwanddicke in 40-facher Vergrößerung durchgeführt. Hierbei wurde mit Sorgfalt darauf geachtet, dass jede histologische Messung im Paraffin- und Gefrierschnitt stets an gleicher Stelle durchgeführt wurde, mit dem Ziel der repräsentativen Bewertung und Gewährung der Vergleichbarkeit der Messungen der Bronchienwanddicke in diesen beiden histologischen Aufbereitungsverfahren. Die histologische Messung umfasste das Epithel, das subepitheliale Bindegewebe, die Knorpelspange und das peribronchiale Bindegewebe (Abbildung 8, S. 34). Lungengewebe wurde nicht mitgemessen, auch Knorpelgabelungen und -aufteilungen wurden nicht berücksichtigt, um Messfehlern vorzubeugen. Ebenso wurden Stellen von der Messung ausgeschlossen, in denen der Bronchus nicht vollständig im histologischen Schnitt erfasst war, bspw. durch das Fehlen des Epithels oder einem Teil der Knorpelspange. Bei 40 Messungen in 72 Schnittpräparaten wurden für den histologisch-methodischen Vergleich insgesamt 2880 Einzelmessungen durchgeführt.

3.3.2 Die Ermittlung des Größenunterschiedes der Bronchienwanddicke zwischen Gefrier- und Paraffinschnitten

Nach der Ermittlung der Bronchienwanddicke wurde für jeden Bronchus die Differenz zwischen der im Paraffin- und im Gefrierschnitt gemessenen Bronchienwanddicke erstellt. Diese wurde wiederum statistisch ausgewertet. Zudem wurden zur Berechnung eines Größenverhältnisses der gemessenen Bronchienwanddicken zwischen den beiden Methoden die Mediane und Mittelwerte beider Gruppen zueinander ins Verhältnis gesetzt, indem der Quotient aus dem Gefrierschnittwert und dem Paraffinschnittwert ermittelt wurde.

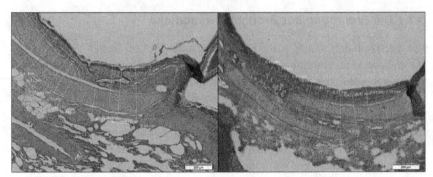

Abbildung 8: Messungen der Bronchienwanddicke im Paraffin- (links) und Gefrierschnitt (rechts) an derselben Lokalisation im selben Bronchus mit einem Gesichtsfeld in 40-facher Vergrößerung nach Färbung mit Hämatoxylin und Eosin. In jedem Bronchus wurden an unterschiedlichen Stellen insgesamt 40 Messungen durchgeführt mit dem Ziel des Vergleichs der Bronchienwanddicke in Paraffin- und Gefrierschnitten (74, 75).

3.3.3 Vergleich histologischer und computertomographischer Messungen

Zusätzlich zum Größenvergleich zwischen Paraffin- und Gefrierschnitt wurde die Bronchienwanddicke auch zwischen den histologischen und radiologischen Messungen verglichen. Hierzu wurden die Schnittpräparate nochmals mit den radiologischen Schnittebenen abgeglichen. Es wurden zu diesem Zweck ausschließlich Bronchien mit einer sehr guten Übereinstimmung des histologischen und radiologischen Schnittes in die Evaluation eingeschlossen, was beispielsweise einen senkrechten Anschnitt der Bronchialebene im CT einschloss. Nach dieser strengen Auslese standen insgesamt sieben Bronchien zur Verfügung, anhand derer die Messergebnisse der verschiedenen histologischen und radiologischen Methoden vergleichend gegenübergestellt werden konnte.

3.4 Statistik

Die statistische Auswertung wurde mit freundlicher Unterstützung vom Institut für Medizinische Biometrie, Epidemiologie und Informatik (IMBEI) der Universitätsmedizin der Johannes Gutenberg-Universität Mainz durchgeführt. Die Datenerhebung erfolgte mit Microsoft Excel (Microsoft Excel 2010, Microsoft Cor-

poration, Redmond, WA, USA) und die statistische Analyse mit dem Statistik-
programm SPSS Statistics 20 (IBM Deutschland GmbH, Ehningen, Deutschland). Mittels Wilcoxon Test und t-Test wurde untersucht, ob ein signifikanter
Unterschied zwischen den Messunterschieden von Paraffin- und Gefrierschnitten vorlag. Zur Untersuchung eines Größenunterschiedes zwischen Paraffin-
und Gefrierschnitt sowie Mikro-CT- und CT-Daten erfolgte die Durchführung
des Wilcoxon Tests. Das Signifikanzniveau betrug bei allen durchgeführten
Tests $p < 0,05$. Im Falle von $p < 0,05$ war also ein statistischer Unterschied
zwischen den beiden Gruppen vorhanden, bei $p > 0,05$ war ein gemessener
Unterschied nur Zufall, es lag kein statistischer Unterschied vor. Zur graphi-
schen Darstellung der statistischen Ergebnisse wurden Boxplots erstellt.

4 Materialien

4.1 Arbeitsgeräte

Tabelle 1: Technische Geräte

Geräte	Technische Daten	Hersteller / Lieferant
Eindeckautomat	Leica Eindeckautomat CV 5030	Leica Microsystems GmbH, Wetzlar, Deutschland
Färbeautomat (Paraffinschnitte)	Leica ST 4040 Linear Stainer	Leica Microsystems GmbH, Wetzlar, Deutschland
Gewebeentwässerungsautomat	Sakura Tissue-Tek VIP 5	Sakura Finetek Germany GmbH, Staufen, Deutschland
Kapseldrucker	Leica IPC	Leica Microsystems GmbH, Wetzlar, Deutschland
Kühlplatte	Medite TKF 22	Medite GmbH, Burgdorf, Deutschland
Kryostat	Leica CM1900	Leica Microsystems GmbH, Wetzlar, Deutschland
Laborwaage	Sartorius LC 4200	Sartorius AG, Göttingen, Deutschland
Lichtmikroskope	Olympus BX46	Olympus Deutschland GmbH, Hamburg, Deutschland
Mikroskopkamera	Olympus SC30	Olympus Deutschland GmbH, Hamburg, Deutschland
Magnetrührer	Heidolph MR 3001 K	Heidolph Instruments GmbH & Co. KG, Schwabach, Deutschland
	IKA RCT	IKA®-Werke GmbH & Co. KG, Staufen, Deutschland
Objektträgerstrecktisch	Medite OTS 40	Medite GmbH, Burgdorf, Deutschland
Paraffin-Einbettsystem	Medite TES 99	Medite GmbH, Burgdorf, Deutschland
Paraffin-Filtrierautomat	Medite PLC 18	Medite GmbH, Burgdorf, Deutschland
pH-Meter	WTW Series InoLab® pH 720	WTW Wissenschaftlich-Technische Werkstätten GmbH, Weilheim, Deutschland
Präzisionswaage	Sartorius CP 4201	Sartorius AG, Göttingen, Deutschland
Rotationsmikrotom	Hyrax M55	Carl Zeiss MicroImaging GmbH, Jena, Deutschland

Rüttler	Heidolph Unimax 2010	Heidolph Instruments GmbH & Co. KG, Schwabach, Deutschland
Wärme- und Trockenschrank	Heraeus Function Line UT6	Thermo Fisher Scientific GmbH, Dreieich, Deutschland

4.2 Arbeits- und Verbrauchsmaterialien

Tabelle 2: Arbeits- und Verbrauchsmaterial

Material	Hersteller / Lieferant	Bestellnummer
Deckgläser 24x60	Waldemar Knittel Glasbearbeitungs GmbH Braunschweig, Deutschland	VM12460Y10BA
Edelstahlgießformen 10x10x5 mm	Thermo Fisher Scientific GmbH, Dreieich, Deutschland	6401015
Einbettkassetten	Kabe Labortechnik GmbH, Nümbrecht-Elsenroth, Deutschland	053700
Färbeküvetten nach Hellendahl	VWR International, Darmstadt, Deutschland	631-9310
Färbeküvetten nach Hellendahl Erweiterung	VWR International, Darmstadt, Deutschland	631-9311
Gewebekleber (Tissue freezing medium)	Leica Microsystems GmbH, Wetzlar, Deutschland	14020108926
Latexhandschuhe Sempecare	Lohmann & Rauscher GmbH & Co. KG, Neuwied, Deutschland	45041
Magnetrührstäbchen	Fisher Scientific GmbH, Schwerte, Deutschland	9197550
Messzylinder 250 ml	VWR International, Darmstadt, Deutschland	612-1536
Messzylinder 1000 ml	VWR International, Darmstadt, Deutschland	612-1538
Mikrotomklingen	PFM Medical AG, Köln, Deutschland	207500003
Objektträger	Diagonal GmbH & Co. KG Münster, Deutschland	021102
Pinsel	Pelikan Vertriebsgesellschaft mbH & Co. KG Hannover, Deutschland	
Pinzette, anatomisch Gerade, 13 cm	Carl Martin GmbH, Solingen, Deutschland	79213

Pinzette, geriffelte Spitzen DUMONT Pinzette 24	Plano GmbH, Wetzlar, Deutschland	T520
Pinzette, beheizbar Heidelberger Pinzette	Vogel GmbH & Co. KG, Gießen, Deutschland	
Skalpell, Cutfix® Einmal-Skalpelle	B. Braun Melsungen AG, Melsungen, Deutschland	5518040
Trimming-Griff	PFM Medical AG Köln, Deutschland	205530001
Trimming-Klingen	PFM Medical AG Köln, Deutschland	205500000
Zellstoff	Kurt Müller GmbH, Pulheim-Brauweiler, Deutschland	849405

4.3 Chemikalien

Tabelle 3: Verwendete Chemikalien

Substanz	Hersteller / Lieferant	Bestellnummer
Aluminiumsulfat	VWR International GmbH, Darmstadt, Deutschland	101102
Ammoniak-Wasser (für Gefrierschnitt-HE)	VWR International GmbH, Darmstadt, Deutschland	100062
Entellan	VWR International GmbH, Darmstadt, Deutschland	1.07961.0100
Eosin Gelb	VWR International GmbH, Darmstadt, Deutschland	1159350100
Essigsäure 96%	VWR International GmbH, Darmstadt, Deutschland	1000621000
Ethanol absolut	SAV Liquid Production GmbH, Flintsbach am Inn, Deutschland	
Ethanol 96%	SAV Liquid Production GmbH, Flintsbach am Inn, Deutschland	
Ethylenglykol	VWR International GmbH, Darmstadt, Deutschland	1096212500
Formaldehyd-Lösung 37%	VWR International GmbH, Darmstadt, Deutschland	1040029025
Hämatoxylin-Monohydrat	VWR International GmbH, Darmstadt, Deutschland	1159380100

Isopropanol	SAV Liquid Production GmbH, Flintsbach am Inn, Deutschland	
Kaliumhydrogenphosphat (Histologie)	VWR International GmbH, Darmstadt, Deutschland	1048731000
Leitungswasser		
Natriumjodat	VWR International GmbH, Darmstadt, Deutschland	65250025
Natronlauge 1N	VWR International GmbH, Darmstadt, Deutschland	1091371000
Paraffin	Klinika Medical GmbH, Usingen, Deutschland	2501008
Stickstoff, flüssiger	Linde AG Gases Division Germany, Pullach, Deutschland	zentrales Gaslabor der Universitätsmedizin Mainz
Salzsäure 2N	VWR International GmbH, Darmstadt, Deutschland	1090631000
Xylol	SAV Liquid Production GmbH, Flintsbach/Inn, Deutschland	
Zitronensäure-Monohydrat	VWR International GmbH, Darmstadt, Deutschland	1002441000

4.4 Rezepte und Lösungen

Tabelle 4: Rezepte und Lösungen

Rezepte und Lösungen		
Eosin für Gefrierschnitte	11 g Eosin auf 1000 ml *Aqua dest.* rühren und erhitzen bis gelöst	
Eosin für Paraffinschnitte	11 g Eosin auf 1000 ml *Aqua dest.* rühren und erhitzen bis gelöst	
	pro 100 ml Eosin 1 Tropfen 96%ige Essigsäure zusetzen	
Formalin 4%	Phosphatpuffer*	2000 ml
	Aqua dest.	6600 ml
	37%ige Formaldehyd-Lösung	1400 ml
	Fixierdauer: mit 4% Formalin pro 0,4 cm Gewebe bei 4°C ca. 4 h	
*Phosphatpuffer	Dinatriumhydrogen-phosphat	67,5 g

	Kaliumhydrogenphosphat 45 g auf 5 Liter mit *Aqua dest.* auffüllen auf pH 6,8 - 7,0 einstellen (mit 1N NaOH oder 1N HCL)
Hämalaun nach Gill für Gefrierschnitte	1. Tag: Ethylenglykol 250 ml Aluminiumsulfat 42 g Hämatoxylin 5 g in 600 ml *Aqua dest.* lösen, gut schütteln 2. Tag: Zitronensäure 1,3 g zusetzen und gut schütteln 3. Tag: Natriumjodat 0,6 g alles auf 1 Liter auffüllen und gut mischen
Hämalaun nach Gill für Paraffinschnitte	1. Tag: Ethylenglykol 250 ml Aluminiumsulfat 42 g Hämatoxylin 4 g in 600 ml *Aqua dest.* lösen, gut schütteln 2. Tag: Zitronensäure 1,3 g zusetzen und gut schütteln 3. Tag: Natriumjodat 0,6 g alles auf 1 Liter auffüllen und gut mischen
Hämalaun Wasser	Hämalaun nach Gill und Leitungswasser im Verhältnis 1:1

4.5 Software

Tabelle 5: Verwendete Software

Programm	Hersteller / Lieferant
Cell Sense Entry 1.5	Olympus Deutschland GmbH, Hamburg, Deutschland
Microsoft Excel 2010	Microsoft Deutschland GmbH, Unterschleißheim, Deutschland
Microsoft Power Point 2010	Microsoft Deutschland GmbH, Unterschleißheim, Deutschland
Microsoft Word 2010	Microsoft Deutschland GmbH, Unterschleißheim, Deutschland
PhotoStudio 5	ArcSoft Inc., Fremont, CA, USA
SPSS Statistics 22.0.0.0	IBM Deutschland GmbH, Ehningen, Deutschland

5 Ergebnisse

5.1 Histologische Beschreibung

Die histologischen Schnittpräparate umfassten einen Bronchus sowie umliegendes Lungengewebe. Der Bronchus war innen von mehrreihigem hochprismatischem Flimmerepithel ausgekleidet, dessen dichter Zilienbesatz gut erkennbar war. In höherer Vergrößerung zeigten sich Becherzellen. Das respiratorische Epithel lag dem subepithelialen Bindegewebe auf, welches aus längs verlaufenden Bindegewebsfasern bestand und aus seromukösen Drüsen, die Glandulae bronchiales, enthielt. Das submuköse Bindegewebe umkleidete die bronchiale Muskelschicht aus glatter Muskulatur, welche nicht immer gut vom Bindegewebe abgrenzbar war. Die der Bindegewebsschicht und Muskulatur angrenzende Knorpelschicht bestand oftmals aus mehreren Knorpelspangen, die durch Bindegewebe miteinander verbunden waren. Stellenweise waren Wandbereiche ohne Knorpel angeschnitten. Der Knorpelschicht lag die dünnschichtige, aus Bindegewebsfasern bestehende Adventitia auf, welche den Bronchus von anliegendem Lungengewebe abgrenzte. Das peribronchiale Bindegewebe zeigte vereinzelt Gefäße, im Falle eines angeschnittenen benachbarten Bronchus bildete es eine bindegewebige Brücke zwischen beiden Bronchien. Der Bronchus war von Lungengewebe mit Alveolen und Ductuus alveolares umgeben. In manchen Präparaten zeigten sich im umliegenden Lungengewebe vereinzelt knorpelfreie Bronchioli (Abbildung 9).

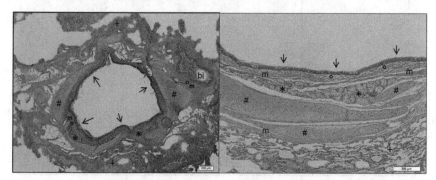

Abbildung 9: Bronchus in 20-facher (links) und 40-facher (rechts) Vergrößerung (HE). Das Lumen des Bronchus war von Flimmerepithel ausgekleidet (->), das dem subepithelialen Bindegewebe (°) mit Glandulae bronchiales (*) und glatter Muskulatur (m) auflag, gefolgt von der angrenzenden Knorpelschicht (#) und umliegendem Lungengewebe (+). Teilweise waren benachbarte Bronchioli (bi) erkennbar.

5.2 Die Messergebnisse der Bronchienwanddicke im Paraffin- und Gefrierschnitt

Die Bronchienwanddicke der Paraffinschnitte lag im Median bei 0,58 mm. Der Mittelwert betrug 0,60 mm, das Minimum 0,35 mm und das Maximum 1,06 mm. Das erste Quartil (Q1, Perzentil 25) lag bei 0,46 mm und das dritte Quartil (Q3, Perzentil 75) bei 0,71 mm. In den Gefrierschnitten betrug der Median der Bronchienwanddicke 0,50 mm und der Mittelwert 0,54 mm. Das Minimum lag bei 0,37 mm und das Maximum 0,97 mm. Das erste Quartil (Q1, Perzentil 25) betrug 0,42 mm und das dritte Quartil (Q3, Perzentil 75) lag bei 0,62 mm. Die Dicke der Bronchienwand war folglich im Median in den Gefrierschnitten kleiner als in den Paraffinschnitten (Abbildung 10 und Tabelle 6).

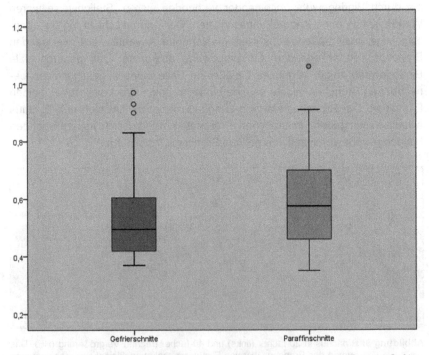

Abbildung 10: Boxplots der Messungen von Bronchienwanddicken in Paraffin- und Gefrier-schnitten mit einer signifikant geringeren Breite der Bronchienwände in Gefrierschnittpräparaten. Die Skala des Boxplots ist in der Maßeinheit mm abgebildet.

Tabelle 6: Messergebnisse der Bronchienwanddicke in Paraffin- und Gefrierschnitten

		Gefrierschnitte	Paraffinschnitte	Signifikanzwert
N		36	36	
Median		0,495	0,575	p < 0,001
Mittelwert		0,5444	0,5992	p < 0,001
Standardabweichung		0,16792	0,16674	
Minimum		0,37	0,35	
Maximum		0,97	1,06	
	25	0,42	0,46	
Perzentile	50	0,495	0,575	
	75	0,6225	0,71	

Sämtliche Werte mit Ausnahme der Anzahl an ausgewerteten Bronchien (N) sind in der Längenmaßeinheit mm dargestellt.

Neben dem Gesamtergebnis ist die Betrachtung der Einzelergebnisse der Bronchien interessant. In acht von 36 Präparaten war die Bronchuswand im Median im Gefrierschnitt dicker als im Paraffinschnitt. In einem Präparat wies die Bronchuswanddicke keinen Unterschied zwischen beiden Methoden auf. In 27 Präparaten hingegen lag eine größere Dicke der Bronchienwand im Paraffinschnitt vor als im Gefrierschnitt Tabelle 7 (S. 46).

5.3 Größenunterschied zwischen Paraffin- und Gefrierschnitt

Die Ermittlung des Größenunterschiedes zwischen Paraffin- und Gefrierschnitten erfolgte durch die Differenz der in beiden Verfahren gemessenen Bronchienwanddicken, das Größenverhältnis durch die Bildung des Quotienten aus Gefrierschnittgröße und Paraffinschnittgröße.

Der Größenunterschied der Bronchienwanddicke zwischen Paraffin- und Gefrierschnitten betrug im Median 0,045 mm und im Mittelwert 0,055 mm. Das Minimum lag bei -0,11 mm und das Maximum bei 0,22 mm. Das erste Quartil (Q1, Perzentil 25) lag bei 0,0025 mm, das dritte Quartil (Q3, Perzentil 75) bei 0,14 mm (Tabelle 8, S. 47).

Zur Ermittlung des Größenverhältnisses der gemessenen Bronchienwanddicken zwischen Paraffin- und Gefrierschnitten wurden die Mediane und Mittelwerte der einzelnen Bronchien beider Gruppen miteinander berechnet (Tabelle 9, Seite 48). Das Größenverhältnis der Mediane von Gefrierschnitt zu Paraffin-

Tabelle 7: Die Ergebnisse der Bronchienmessung der einzelnen Schnittpräparate. Dargestellt sind die aus den Einzelmessungen ermittelten Mediane und Mittelwerte für jedes Präparat in der Auswertung des Paraffin- und des Gefrierschnittes

Schnitt-bezeichnung	Median Paraffinschnitt	Mittelwert Paraffinschnitt	Median Gefrierschnitt	Mittelwert Gefrierschnitt
72,6_2	0,45	0,49	0,37	0,4
91,8_8	0,53	0,546	0,48	0,47
121,0_4	0,58	0,6	0,44	0,47
121,0_5	0,4	0,3995	0,39	0,38
122,2_8	0,72	0,71	0,57	0,56
122,2_10	0,68	0,63	0,53	0,51
125,6_1	0,63	0,58	0,42	0,42
125,6_8	0,57	0,62	0,42	0,46
146,4_2	0,35	0,36	0,42	0,39
146,4_3	0,46	0,48	0,51	0,54
146,4_8	0,41	0,43	0,37	0,43
146,4_9	0,41	0,44	0,37	0,41
147,8_2	0,68	0,75	0,46	0,49
147,8_3	0,91	0,88	0,76	0,72
152,9_1	0,51	0,54	0,56	0,57
152,9_3	0,42	0,41	0,4	0,4
164,5_1	0,83	0,84	0,93	0,84
171,8_5	0,76	0,76	0,75	0,79
171,8_7	0,73	0,76	0,55	0,56
171,8_8	0,6	0,62	0,64	0,62
198,5_3	0,56	0,53	0,56	0,55
199,8_1	0,79	0,8	0,9	0,9
199,8_3a	0,54	0,6	0,47	0,49
199,8_7	0,75	0,76	0,71	0,74
262,5_4	0,59	0,6	0,57	0,57
262,5_6	0,58	0,57	0,53	0,48
277,4_3	0,54	0,55	0,51	0,52
277,4_4	0,49	0,5	0,42	0,44
305,5_5	0,46	0,48	0,4	0,42
305,5_9	0,63	0,71	0,48	0,51
315,7_5	0,57	0,6	0,44	0,44
315,7_6	0,91	0,89	0,83	0,83
331,0_2	1,06	1,03	0,97	0,98
343,5_5	0,38	0,43	0,39	0,38
375,5_1	0,43	0,45	0,41	0,43
375,5_2	0,66	0,71	0,67	0,66

Die Ergebnisse sind in der Längenmaßeinheit mm dargestellt.

Tabelle 8: Die Diskrepanz der Bronchienwanddicke zwischen Paraffin- und Gefrierschnitten

Größenunterschied zwischen Paraffin- und Gefrierschnitten		
N	36	
Median	0,045	13,91%
Mittelwert	0,0547	9,15%
Standardabweichung	0,08389	
Minimum	-0,11	
Maximum	0,22	
Perzentile 25	0,0025	
50	0,045	
75	0,1375	

Sämtliche Werte mit Ausnahme der Anzahl an ausgewerteten Bronchien (N) sind in der Längenmaßeinheit mm dargestellt.

schnitt (Quotient aus Median Gefrierschnitte: 0,495 mm und Median Paraffinfinschnitte: 0,575 mm) betrug 0,8609. Das Größenverhältnis der Mittelwerte von Gefrierschnitt zu Paraffinschnitt (Quotient aus Mittelwert Gefrierschnitte: 0,5444 mm und Mittelwert Paraffinschnitte: 0,5992 mm) lag bei 0,9085. Bei Betrachtung der Mediane betrug demzufolge der Größenunterschied der Bronchuswanddicke eines Präparats zwischen Paraffin- und Gefrierschnitt 13,91 %. Im Hinblick auf die Mittelwerte war die Wand eines Bronchus im Gefrierschnitt um 9,15 % weniger dick als im Paraffinschnitt.

Tabelle 9: Die Ergebnisse der Ermittlung des Größenunterschiedes zwischen Paraffin- und Gefrierschnitten. Die Differenz der Mediane der einzelnen Präparate ist aufsteigend sortiert dargestellt. Deutlich erkennbar ist die Divergenz zwischen der Anzahl an Präparaten, in welchen die Bronchuswand im Paraffinschnitt dicker gemessen wurde als umgekehrt. Der Größenunterschied wird durch die Angaben von Median und Mittelwert für alle Präparate insgesamt am Ende der Tabelle verdeutlicht.

Schnitt	Median Paraffinschnitt	Median Gefrierschnitt	Paraffinschnitt (Median) minus Gefrierschnitt (Median)
199,8_1	0,79	0,9	-0,11
164,5_1	0,83	0,93	-0,1
146,4_2	0,35	0,42	-0,07
146,4_3	0,46	0,51	-0,05
152,9_1	0,51	0,56	-0,05
171,8_8	0,6	0,64	-0,04
343,5_5	0,38	0,39	-0,01
375,5_2	0,66	0,67	-0,01
198,5_3	0,56	0,56	0
121,0_5	0,4	0,39	0,01
171,8_5	0,76	0,75	0,01
152,9_3	0,42	0,4	0,02
262,5_4	0,59	0,57	0,02
375,5_1	0,43	0,41	0,02
277,4_3	0,54	0,51	0,03
146,4_8	0,41	0,37	0,04
146,4_9	0,41	0,37	0,04
199,8_7	0,75	0,71	0,04
91,8_8	0,53	0,48	0,05
262,5_6	0,58	0,53	0,05
305,5_5	0,46	0,4	0,06
199,8_3a	0,54	0,47	0,07
277,4_4	0,49	0,42	0,07
72,6_2	0,45	0,37	0,08
315,7_6	0,91	0,83	0,08
331,0_2	1,06	0,97	0,09
315,7_5	0,57	0,44	0,13
121,0_4	0,58	0,44	0,14
122,2_8	0,72	0,57	0,15
122,2_10	0,68	0,53	0,15
125,6_8	0,57	0,42	0,15
147,8_3	0,91	0,76	0,15
305,5_9	0,63	0,48	0,15
171,8_7	0,73	0,55	0,18
125,6_1	0,63	0,42	0,21
147,8_2	0,68	0,46	0,22
Median	0,575	0,495	0,045
Mittelwert	0,599	0,544	0,055

Die Ergebnisse sind in der Längenmaßeinheit mm dargestellt.

5.4 Vergleich histologischer und computertomographischer Messungen der Bronchienwanddicke

Die Auswertung der sieben Präparate zum Vergleich der histologischen und radiologischen Messungen zeigte die folgenden Ergebnisse.

Die Bronchienwanddicke betrug in der Messung im Gefrierschnitt im Median 0,71 mm und im Mittelwert 0,66 mm bei einem Minimum von 0,42 mm und einem Maximum von 0,83 mm. Das erste Quartil (Q1, Perzentil 25) lag bei 0,55 mm, das dritte Quartil (Q3, Perzentil 75) betrug 0,76 mm. Im Paraffinschnitt wurde sowohl im Median als auch im Mittelwert eine Dicke der Bronchienwand von 0,75 mm gemessen mit einem Minimum von 0,05 mm und einem Maximum von 0,91 mm. Das erste Quartil (Q1, Perzentil 25) lag bei 0,72 mm und das dritte Quartil (Q3, Perzentil 75) bei 0,91 mm. Gemessen mittels Mikro-CT betrug die Bronchienwanddicke im Median 0,84 mm und im Mittelwert 0,82 mm bei einem Minimum von 0,56 mm und einem Maximum von 0,95 mm. Das erste Quartil (Q1, Perzentil 25) betrug 0,77 mm und das dritte Quartil (Q3, Perzentil 75) 0,9 mm. In der computertomographischen Messung betrug die Bronchienwanddicke im Median 1,69 mm und im Mittelwert 1,64 mm. Das Minimum lag bei 1,36 mm und das Maximum bei 1,77 mm. Das erste Quartil (Q1, Perzentil 25) betrug 1,59 mm und das dritte Quartil (Perzentil 75) betrug 1,75 mm (Tabelle 10 und Abbildung 11, S. 51). Die Einzelmessungen aus jedem Messverfahren sind für die einzelnen Bronchien in Tabelle 11 dargestellt.

Tabelle 10: Ergebnisse der Messungen der Bronchienwanddicke mittels Paraffin- und Gefrierschnitten sowie CT und Mikro-CT

		Gefrierschnitte	Paraffinschnitte	MikroCT-Messungen	CT-Messungen
N		7	7	7	7
Median		0,71	0,75	0,843549	1,69305
Mittelwert		0,6557	0,7529	0,81516429	1,6445914
Standardabweichung		0,14559	0,14151	0,12570233	0,13959638
Minimum		0,42	0,49	0,560944	1,36227
Maximum		0,83	0,91	0,946	1,77031
	25	0,55	0,72	0,765	1,593
Perzentile	50	0,71	0,75	0,843549	1,69305
	75	0,76	0,91	0,898838	1,74659

Sämtliche Werte mit Ausnahme der Anzahl an ausgewerteten Bronchien (N) sind in der Längenmaßeinheit mm dargestellt.

Tabelle 11: Die Messergebnisse der sieben histologisch und radiologisch ausgewerteten Schnittpräparate. Dargestellt sind für jedes Präparat die ermittelten Mediane und Mittelwerte der Bronchienwanddicke im Paraffin- und Gefrierschnitt sowie mittels Messung mit Mikro-CT und CT.

Schnitt	Paraffin Median	Paraffin Mittelwert	Gefrier Median	Gefrier Mittelwert	Mikro-CT	CT
122,2_8	0,72	0,71	0,57	0,56	0,765	1,593
147,8_3	0,91	0,88	0,76	0,72	0,946	1,72
171,8_5	0,76	0,76	0,75	0 79	0,825336	1,74659
171,8_7	0,73	0,76	0,55	0,56	0,843549	1,62692
199,8_7	0,75	0,76	0,71	0,74	0,898838	1,77031
277,4_4	0,49	0,5	0,42	0,44	0,560944	1,36227
315,7_6	0,91	0,89	0,83	0,83	0,866483	1,69305

Die Ergebnisse sind in der Längenmaßeinheit mm dargestellt.

5.5 Der Größenunterschied zwischen histologischer und radiologischer Messung

Bei Betrachtung der Mediane und Mittelwerte der histologischen und radiologischen Verfahren betrug der Größenunterschied der Bronchuswanddicke eines Präparats im Median zwischen Paraffin- und Gefrierschnitt 0,04 mm (5,33%). Im Hinblick auf die Mittelwerte war die Wand eines Bronchus im Gefrierschnitt um 0,1 mm (12,91%) dünner als im Paraffinschnitt. Der Vergleich der Bronchuswanddicke eines Präparats zwischen Gefrierschnitt und Mikro-CT zeigte im Median einen Unterschied von 0,13 mm (15,83%) und im Mittelwert von 0,16 mm (19,56%) auf. Beim Vergleich der Messung der Bronchuswanddicke mittels Gefrierschnitt und CT zeigte sich im Median ein Größenunterschied von 0,98 mm, was bedeutet, dass die Bronchuswand in der Messung mittels Gefrierschnitt um 58,06% dünner war als in der Messung mittels CT. Im Mittelwert lag ein Größenunterschied zwischen diesen Verfahren von 0,99 mm (60,13 %) vor. In der Gegenüberstellung der Messung der Bronchuswanddicke mittels Paraffinschnitt und Mikro-CT war jene im Median im Paraffinschnitt 0,09 mm (11,09%) dünner als in der Messung mittels Mikro-CT, bei Betrachtung des Mittelwertes lag ein Größenunterschied von 0,06 mm (7,64%) vor. Im Vergleich der Messungen in Paraffinschnitt und CT lag ein Größenunterschied der Bronchuswanddicke zwischen beiden Messverfahren von im Median 0,94 mm (55,71%) vor, im Mittelwert fiel die Bronchuswand bei der Messung im Paraffinschnitt um 0,89 mm (54,22%) dünner aus als in der Messung mittels CT. Der Vergleich der Messungen mit Mikro-CT und CT zeigte einen Größenunterschied der Bronchuswanddicke im Median von 0,85 mm (50,18%), im Mittelwert lag ein Unterschied von 0,83 mm vor, womit die Bronchuswand in der Messung mittels CT um 50,43% dicker ausfiel als in der Messung mittels Mikro-CT.

Zusammengefasst zeigten sich teilweise erhebliche Unterschiede in der Größenmessung der Bronchuswand zwischen den Messverfahren. Am geringsten fiel der Größenunterschied mit einer Divergenz von 0,04 mm (5,33%) im Median und 0,1 mm (12,91 %) im Mittelwert zwischen den beiden histologischen

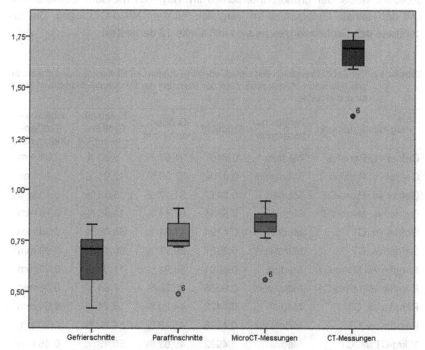

Abbildung 11: Boxplotdarstellung der Messergebnisse der Bronchienwanddicke in Gefrier- und Paraffinschnitten sowie mittels Mikro-CT und CT. Es bestanden signifikante Unterschiede zwischen den Gruppen. Im Vergleich der histologischen und computertomographischen Messung lagen die Messungen der Paraffinschnitte und des Mikro-CT näher beieinander als die Evaluation mittels Gefrierschnitt oder CT. Der Maßstab in der Abbildung ist in der Einheit mm dargestellt.

Verfahren (Gefrierschnitt vs. Paraffinschnitt) aus. Beim Vergleich histologischer und radiologischer Verfahren lag der kleinste Größenunterschied in der Messung der Bronchuswanddicke zwischen Paraffinschnitt und Mikro-CT vor mit im Median 0,09 mm (Mittelwert 0,06 mm), was bedeutet, dass die Bronchuswanddicke in der Messung mittels Mikro-CT um 11,09% (7,64%) dicker war als in der Messung im Paraffinschnitt. Die größte Divergenz zeigte die Messung mittels CT, welche sich deutlich von den restlichen Gruppen unterschied. In der Messung im CT war die Bronchialwand erheblich breiter als in den Vergleichsgruppen Gefrierschnitt (Median: 0,98 mm, 58,06 %; Mittelwert 0,99 mm, 60,13%), Paraffinschnitt (Median: 0,94 mm, 55,71%; Mittelwert: 0,89 mm, 54,22 %) und Mikro-CT (Median: 0,85 mm, 50,18%; Mittelwert: 0,83 mm, 50,43%), wobei der größte Unterschied im Vergleich mit dem Gefrierschnitt und der kleinste Unterschied im Vergleich mit dem Mikro-CT vorlag. Die Ergebnisse des Größenvergleichs sind in Tabelle 12 dargestellt.

Tabelle 12: Der Größenvergleich der verschiedenen Gruppen im Hinblick auf den absoluten und relativen Größenunterschied der Messung der Bronchuswanddicke in Median und Mittelwert

Vergleichsgruppen	Vergleichs-parameter	Quotient	Größen-verhältnis	Relativer Größen-unterschied	Absoluter Größen-unterschied
Gefrier vs. Paraffin	Median	0,9467	94,67 %	5,33 %	0,04 mm
Gefrier vs. Paraffin	Mittelwert	0,8709	87,09 %	12,91 %	0,1 mm
Gefrier vs. Mikro-CT	Median	0,8417	84,17 %	15,83 %	0,13 mm
Gefrier vs. Mikro-CT	Mittelwert	0,8044	80,44 %	19,56 %	0,16 mm
Gefrier vs. CT	Median	0,4194	41,94 %	58,06 %	0,98 mm
Gefrier vs. CT	Mittelwert	0,3987	39,87 %	60,13 %	0,99 mm
Paraffin vs. Mikro-CT	Median	0,8891	88,91 %	11,09 %	0,09 mm
Paraffin vs. Mikro-CT	Mittelwert	0,9236	92,36 %	7,64 %	0,06 mm
Paraffin vs. CT	Median	0,4429	44,29 %	55,71 %	0,94 mm
Paraffin vs. CT	Mittelwert	0,4578	45,78 %	54,22 %	0,89 mm
Mikro-CT vs. CT	Median	0,4982	49,82 %	50,18 %	0,85 mm
Mikro-CT vs. CT	Mittelwert	0,4957	49,57 %	50,43 %	0,83 mm

5.6 Statistische Auswertung

5.6.1 Statistik des Größenvergleichs Paraffin- und Gefrierschnitte

Der histologisch ermittelte Größenunterschied der Bronchienwanddicken zwischen Paraffin- und Gefrierschnitten war sowohl mittels Wilcoxon Test als auch mittels t-Test signifikant ($p < 0{,}05$). In beiden Tests betrug der Signifikanzwert $p < 0{,}001$.

5.6.2 Statistik des Größenvergleichs von Paraffinschnitten, Gefrierschnitten, Mikro-CT-Messungen und CT-Messungen

Im Vergleich des Größenunterschiedes zwischen den histologischen Methoden Gefrier- und Paraffinschnitt sowie den radiologischen Verfahren Mikro-CT und CT wiesen alle Gruppen einen signifikanten Unterschied auf. Der Wilcoxon-Test zeigte in der Gegenüberstellung sämtlicher Gruppen einen Signifikanzwert von $p < 0{,}05$ auf (Tabelle 13).

Tabelle 13: Die Ergebnisse der statistischen Analyse mittels Wilcoxon Test mit einem Signifikanzniveau bei $p < 0{,}05$. Alle Gruppen wiesen einen signifikanten Größenunterschied auf.

Vergleichsgruppen	p-Wert
Gefrierschnitte vs. Paraffinschnitte	0,018
Gefrierschnitte vs. Mikro-CT	0,018
Gefrierschnitte vs. CT	0,018
Paraffinschnitte vs. Mikro-CT	0,043
Paraffinschnitte vs. CT	0,018
Mikro-CT vs. CT	0,018

Ergebnisse der Wilcoxon Tests mit einem Signifikanzwert von $p < 0{,}05$.

6 Diskussion

Im Fokus der vorliegenden Studie stand die vergleichende Untersuchung der beiden am häufigsten angewandten histologischen Schnittmethoden, Paraffin- und Gefrierschnitt, in Bezug auf die Größe des Gewebes im Bronchialbaum. Hierzu wurde erstmals in Paraffin- und Gefrierschnitten die Dicke der Bronchialwand aus derselben Schnittebene gemessen und miteinander verglichen. Weiterhin wurden den histologischen Daten gemäß der aktuellen Literatur erstmals zwei radiologische Messmethoden, die Mikro-CT und CT, vergleichend gegenübergestellt. Hierbei wurden erhebliche Unterschiede hinsichtlich der Bronchienwanddicken zwischen den untersuchten Methoden festgestellt. Es konnte gezeigt werden, dass die Bronchuswanddicke im Gefrierschnitt um 13,91% kleiner war als im Paraffinschnitt. Der histologisch-radiologische Vergleich zeigte einen Größenunterschied der Bronchienwanddicke zwischen Paraffinschnitt und Mikro-CT von 11,09%. Im Vergleich der radiologischen Verfahren wurde ein erheblicher Größenunterschied detektiert, die Bronchialwanddicke war in der Messung mittels Mikro-CT im Median 50,18% kleiner als mittels CT. Die Computertomographie wies somit die größte Abweichung zu den Vergleichsgruppen auf. Im Vergleich mit dem Gefrierschnitt, in welchem die Messung der Bronchienwanddicke am kleinsten ausfiel, lag der Größenunterschied im Median sogar bei 58,06%. Alle Messungen zwischen den Vergleichsgruppen wiesen einen signifikanten Unterschied auf.

Die vorliegende Arbeit stellt nach eingehender Literaturrecherche die erste systematische und vergleichende Analyse des Größenunterschiedes der Bronchialwanddicke nach Messung mit unterschiedlichen histologischen und radiologischen Methoden dar. Eine durch Fixierung und histologischer Aufbereitung bedingte Größenveränderung von Gewebe stellt ein wohlbekanntes Phänomen in der Pathologie dar (110). Zahlreiche Faktoren wurden identifiziert, die dies verursachen oder hierauf Einfluss haben können, wie die Fixierung des Gewebes in Alkohol, Formalin (200, 201) oder Formaldehyd (202, 203), das Einbetten des Gewebes in Paraffin sowie das nachfolgende Schneiden und Strecken des Gewebes (203). Eine Schrumpfung von Gewebe erfolgt auch bei der Herstellung von Gefrierschnitten (107). Das Ausmaß der Schrumpfung variiert hierbei maßgeblich mit dem eingesetzten Fixiermedium, der Gewebeart, der Größe der Gewebeprobe und der histologischen Aufbereitungsmethode. Zudem wurde gezeigt, dass auch das Patientenalter einen möglichen Einflussfaktor darstellt (110, 204) und sogar die alleinige Exposition

an Luft eine Geweberetraktion bedingen kann (110, 127). Gewebeschrumpfung wurde in zahlreichen Gewebearten und Aufbereitungsmethoden nachgewiesen. Von der Skelettmuskulatur des Rindes wurde berichtet, dass 10% ge-
puffertes Formalin nach Dehydration in Alkohol mit einer Schrumpfung von bis
zu 50% einhergeht (122). Eine Studie über enukleierte Retinoblastompräpara-
te von Abramson *et al.* (2003) konnte zeigen, dass der N. opticus einer signifikanten Gewebeschrumpfung durch Fixierung von 30% unterliegt. Sie wiesen
diesen fixierungsbedingten Größenunterschied zwischen der Längenmessung
des Nervenpräparates durch den Chirurgen direkt nach der Enukleation und
dem Messwert des Gesamtpräparates durch den Pathologen vor der histologischen Aufbereitung nach (110). Andere Gewebearten des Sehapparates wie
beispielsweise Uveamelanome unterliegen ebenfalls einer Schrumpfung bedingt durch Fixierung und Aufbereitung (157). Sowohl im Tier als auch im
Menschen wurde eine Schrumpfung der Kornea von bis zu 9,5% in der Breite
und bis zu 12% in Bezug auf die Dicke nachgewiesen, wobei das Ausmaß der
Gewebeschrumpfung von der relativen Feuchtigkeit abhing, der das Gewebe
ausgesetzt war (155). In kornealen Epithelzellen kann chemische Fixierung
einen Größenverlust von bis zu 40% sowie eine Distorsion zellulärer Organellen und des Zytoplasmas verursachen (114). Die Gewebefeuchtigkeit und
chemische Fixierung könnten auch im Hinblick auf den in der vorliegenden
Studie detektierten Größenunterschied zwischen Paraffin- und Gefrierschnitt
eine bedeutende Rolle spielen. Während der Gefrierschnitt durch rasches Gefrieren von Nativgewebe angefertigt wird, wird das Gewebe bei der Paraffinschnittanfertigung zunächst chemisch mittels Formalin fixiert. Um eine ausreichende Härte für die Anfertigung dünner Schnitte von wenigen Mikrometern zu
erhalten, muss das Gewebe im Anschluss zudem in Paraffin eingebettet werden. Hierfür wird dem Gewebe, welches zu einem erheblichen Anteil aus
Wasser besteht, durch eine aufsteigende Alkoholreihe Gewebswasser entzogen und dieses durch das Paraffinwachs ersetzt. Der Einfluss dieser Schritte
im Rahmen der Gewebeaufbereitung auf die Größe des Präparates muss in
weiteren Studien eruiert werden. Denkbar wäre im Hinblick auf die vorliegenden Ergebnisse, dass das rasche Gefrieren des Gewebes in flüssigem Stickstoff zu einer erheblichen Schrumpfung des Gewebes führt, die ein größeres
Ausmaß annimmt, als die möglicherweise durch eine Paraffinschnittanfertigung
-gung verursachte Gewebeverkleinerung. Andererseits wäre es ebenfalls möglich, dass das Fixiermedium bei der Paraffinschnittaufbereitung mehr Platz im
Gewebe einnimmt, als das verdrängte Wasser und so zu einer Expansion des

Gewebes führt. In diesem Fall müssten Gewebearten mit einem größeren Wasseranteil mehr an Größe zunehmen als Gewebe mit einem geringeren Gewebswassergehalt. Bronchialgewebe beispielsweise, welches zu einem großen Anteil aus Knorpel und Bindegewebe besteht, hat einen vergleichsweise hohen Anteil an Wasser und würde diesem Effekt in größerem Ausmaß unterliegen. Im Hinblick auf eine mögliche Größenzunahme des Gewebes haben Studien zur Gewebeaufbereitung in der Elektronenmikroskopie gezeigt, dass das Gewebe während des Gefrierprozesses aufgrund von Eiskristallbildung einer Volumenzunahme um 9% unterliegt (115, 205, 206). Auch in der vorliegenden Arbeit wurden die Lungen zur Fixierung in flüssigen Stickstoff eingetaucht und Gefrierschnitte angefertigt. Wenn davon auszugehen ist, dass dieses Verfahren aufgrund einer Eiskristallbildung zu einer Volumenzunahme des Gewebes führt, dann muss geprüft werden, ob die weiteren Schritte in der Gewebeaufbereitung eine Schrumpfung bedingen, da in dieser Arbeit nachgewiesen werden konnte, dass der Gefrierschnitt im Median die kleinste Bronchuswanddicke zeigte. Hingegen wäre es auch möglich, dass der Paraffinschnitt einer Volumenzunahme unterlag, die das Ausmaß der Größenzunahme des Gefrierschnittes übertraf. Folglich wäre es denkbar, dass sowohl Gefrier- als auch Paraffinschnittanfertigung eine Volumenzunahme bedingen, nur dass letztere in Bronchialgewebe das größere Expansionsausmaß verursacht. Die genauen Mechanismen sind für die histologische Schnittanfertigung und den Vergleich mit radiologischen Daten von großer Bedeutung und sollten in weiterführenden Studien näher untersucht werden. Hierfür könnte ein Vergleich der histologischen Verfahren mit einer Messung der Bronchienwanddicke im Nativpräparat ohne vorherige Fixierung zielführend sein.

In Untersuchungen der Haut konnte gezeigt werden, dass das Alter des Patienten einen Einfluss auf die Gewebeschrumpfung darstellt. In Studien über humane maligne Melanome mittels Vergleich des *in vivo* Gewebediameters mit dem Diameter des fixierten Gewebepräparates wiesen die Präparate jüngerer Patienten ein größeres Ausmaß an Schrumpfung auf als das Gewebe älterer Patienten (151, 152, 207). So schrumpften maligne Melanompräparate abhängig vom Patientenalter um 15% bis 25%. Während das Gewebe von Patienten jünger als 50 Jahre um 25% schrumpfte, unterlagen die Präparate von Patienten im Alter zwischen 50 und 59 Jahre einer Schrumpfung von 20% und das Gewebe von Patienten über 60 Jahre einer Schrumpfung von 15% (152). Dies steht im Einklang mit der von Abramson *et al.* initiierten Retinoblastomstudie, in der ebenfalls das Gewebe jüngerer Patienten nach Fixierung mehr schrumpfte als die Präparate älterer Kinder (110). In der vorliegenden Arbeit wurden zwar keine Messmethoden abhängig vom Alter untersucht, jedoch wäre dies für die Weiterentwicklung der Diagnostik eine relevante Fragestellung, die aufbauend auf den Ergebnissen dieser Arbeit in weiteren Studien geklärt werden sollte. Eine altersbedingte Gewebeschrumpfung zusätzlich zu den in dieser Arbeit gezeigten erheblichen methodenabhängigen Größenunterschieden könnte eine diagnostische Relevanz haben, bspw. im Hinblick auf die Resektionsränder malignen Gewebes in der Tumordiagnostik. Dies bedeutet dass bei der Resektion von Gewebe die altersabhängige Schrumpfung mitberücksichtigt werden müsste. Eine weitere Studie zum Vergleich humaner epithelialer und melanozytischer benigner und maligner Tumore der Dermis mittels sonographischer und histologischer Messung der Tumordicken zeigte eine erhebliche Gewebeschrumpfung nach Exzision bedingt durch den Verlust der Spannkräfte der Haut. Interessanterweise wirkte nach Meinung der Autoren dieser Untersuchung die histologische Aufbereitung des Gewebes der Schrumpfung des Präparates entgegen (112). In diesem Zusammenhang konnte nachgewiesen werden, dass die Lokalisation der Hautentnahmestelle eine große Rolle spielt, da sich im Tierversuch der Schrumpfeffekt der Haut nach Gewebeentnahme von Thorax, Abdomen und Hinterbein mit anschließender Fixierung in Formalin lediglich in den Proben aus dem Thoraxbereich zeigte (154). Neben dem Paraffinschnitt ist Schrumpfung auch in der Anfertigung von Gefrierschnitten bekannt, wie am Beispiel der Haut in einer Studie von Gardner *et al.* ersichtlich (107). Die Autoren untersuchten das Ausmaß der Gewebeschrumpfung im Gefrierschnitt der Haut und zeigten eine Schrumpfung des Gewebes um 12% nach histologischer Aufbereitung im Vergleich zur gemessenen Größe desselben Präparates direkt nach der chirurgischen Exzision. Diese Befunde korrelieren mit den Ergebnissen der vorliegenden Arbeit. Zwar wurden in dieser die Gefrierschnitte nicht mit Präparaten direkt nach chirurgischer Exzision verglichen, jedoch konnte gezeigt werden, dass sich die Messungen der Bronchialwand im Paraffinschnitt und mittels Mikro-CT in nativem Zustand nach Entnahme am geringsten voneinander unterschieden und die Bronchienwand im Gefrierschnitt am kleinsten ausfiel. Es kann folglich vermutet werden, dass die Bronchialwand im Gefrierschnitt geschrumpft ist. Zudem haben Gardner *et al.* ähnlich der Ergebnisse des zuvor beschriebenen Tierversuchs Unterschiede im Ausmaß der Gewebeschrumpfung in Bezug auf die Lokalisation der Entnahmestelle aufgezeigt. Gewebe vom Stamm oder den Extremitäten unterlagen einem größeren Schrumpfeffekt (16%) im Vergleich

zu Präparaten aus dem Kopf- und Halsbereich (10%) (107). So tritt in der onkologischen Kopf- und Halschirurgie bedingt durch die Exzision, Fixierung und
Schnittanfertigung des Gewebes oftmals eine signifikante Divergenz auf zwischen der *in situ* durch den Chirurgen berichteten Größe des tumorfreien
Randes und der histopathologischen Messung (133). Dies ist sicherlich auch
durch die unterschiedliche Spannkraft der Haut an den verschiedenen Ent-
nahmestellen zu erklären. Da die Lunge mit dem Bronchialsystem physiologischerweise im Thorax ebenfalls Spannkräften unterliegt, könnte der Verlust
dieser trotz des Stützgerüsts der Knorpelspangen ebenfalls zu einer Größen-
abnahme des Bronchialgewebes führen. Die Messung humaner Zungenkarzi-
nompräparate vor und nach der histologischen Aufbereitung ergab eine mittle-
re Tumorschrumpfung von 20% (139). In einem Tiermodell zur Untersuchung
der Mundhöhle und Zungenmuskulatur wurde von der initialen Resektion bis
zur finalen mikroskopischen Auswertung eine Gewebeschrumpfung von 30%
in der Zungenschleimhaut und von 35% in Proben der Zungenmuskulatur aufgezeigt. Die Mukosa der Wange schrumpfte um 47%. Interessanterweise erfolgte in dieser Studie der größte Anteil an Gewebeschrumpfung direkt nach
der Gewebeentnahme (133). In humanen Kopf- und Halstumoren aus der
Mundhöhle und in Plattenepithelkarzinomen konnte eine signifikante Schrumpfung in der Länge um 4%, in der Breite um 6% und in der Tiefe um 4% nach
Fixierung in Formalin nachgewiesen werden (137). Demgegenüber wurde in
formalinfixiertem Gaumenmandelgewebe keine Größenveränderung des Gewebes im Vergleich zur direkten *ex vivo* Messung festgestellt, auch nicht nach
zeitlich ausgedehnter Fixierung des Gewebes in Formalin (138). Schned *et al.*
untersuchten in einer Studie die durch histologische Aufbereitung verursachte
Schrumpfung der Prostata in vier verschiedenen Stadien der histologischen
Prozessierung, nämlich als Frischgewebe, nach Fixierung, nach histologischer
Aufbereitung und mikroskopisch im histologischen Schnittpräparat. Sie konnten nachweisen, dass das Ausmaß der Schrumpfung bedingt durch die Fixierung minimal war (4%), jedoch auf bis zu 14,5% anstieg im Rahmen der Aufbereitung. Zudem zogen Rehydrierung und Strecken im Wasserbad ein An-
schwellen des Gewebes nach sich, welches den Schrumpfeffekt zu einem ge-
wissen Grad ausglich. Interessant war hierbei weiter, dass die Formalinkon-
zentration, die Aufbereitungsmethode, die Dicke der Schnitte, die Dauer der
Alkoholdehydration und die Temperatur des Wasserbades keinen Einfluss hatten auf den Schrumpfeffekt des prostatischen Gewebes (141). Ähnliche Ergebnisse konnten auch in der vorliegenden Arbeit gezeigt werden, da die Pa-

raffinschnitte - im Gegensatz zu den Gefrierschnitten - ebenfalls einer Rehydrierung und einem Strecken im Wasserbad unterzogen wurden, die der Grund
für die größere Bronchialwanddicke der Paraffinschnitte sein könnten. Eine
neuropathologische Studie zeigte eine Gesamtschrumpfung des Gehirns von
48%, wobei, im Gegensatz zur Schrumpfung der Prostata, mehr als die Hälfte
dieses Effektes der Fixierung des Gewebes zugeschrieben wurde. Hierbei hatte die zur Fixierung verwendete Formaldehydkonzentration ebenfalls keinen
Einfluss auf das Ausmaß der Schrumpfung, während im Hinblick auf die Fixierdauer jedoch ein signifikanter Schrumpfungsunterschied vorlag (129).
Auch das Gewebe des Gastrointestinaltraktes unterliegt einer signifikanten
Gewebeschrumpfung durch Fixierung und histologischer Aufbereitung (208).
Eine Studie über die Schrumpfung ösophagealen Gewebes nach Tumorresektion zeigte einen erheblichen Schrumpfeffekt an den Tumorrändern, wobei die
oralen Tumorränder ein größeres Ausmaß an Schrumpfung aufwiesen als die
aboralen Tumorränder mit einer nur geringen Veränderung der Tumorlänge.
Im Detail wurden in Patienten mit Ösophaguskarzinom Gewebepräparate zuerst *in situ* vor Entnahme des Ösophagus vermessen. Nach deren Explantation wurde der Ösophagus dann in maximal möglicher Streckung erneut gemessen, danach das freiliegende und kontrahierte Präparat und zuletzt das
fixierte Gewebe. Es konnte gezeigt werden, dass vor der Fixierung die oralen
und aboralen Tumorränder auf 44% und 54% ihrer *in situ* Längen reduziert
waren und nach der Fixierung 32% und 39% betrugen. Durch maximales Strecken der Präparate konnten lediglich 73% der Länge der oralen und 89% der
Länge der aboralen *in situ* Resektionsränder erreicht werden. Insgesamt waren die Ösophaguspräparate nach erfolgter Fixierung um 50% geschrumpft
(125). In welchem Ausmaß die Fixierung eine Volumenänderung im Bronchialgewebe verursacht, muss in weiteren Studien geklärt werden. In Rektumkar-
zinompräparaten wurde nach der Resektion eine signifikante Gewebeschrumpfung demonstriert, was einer nur noch geringen Übereinstimmung
zwischen der *in situ* gemessenen Länge des distalen Tumorrandes und der
Messung des Pathologen nach sich zog (128). Eine Studie von Goldstein *et al.*
zur Verifizierung des Schrumpfungsausmaßes nach kolorektaler Resektion
zeigte, dass 70% des Schrumpfeffektes in den ersten zehn bis 20 Minuten
nach Explantation erfolgten und die restlichen 30% durch die Fixierung bedingt
waren (127). Im Lungen- und Bronchialgewebe wäre eine Untersuchung des
Ausmaßes an Gewebeschrumpfung nach Explantation aufgrund der dann feh-
lenden, physiologischen, intrathorakalen Spannkräfte ebenfalls zielführen.

Auch in gynäkologischen Präparaten wurde eine relevante Gewebeschrumpfung durch Fixierung und histologischer Aufbereitung nachgewiesen. Boonstra
et al. zeigten eine Schrumpfung von Gewebeproben des Gebärmutterhalses
um 2,7% bis 12,6%, wobei die Formalinfixierung, die Dehydrierung und die
Paraffineinbettung in etwa dasselbe Ausmaß an Schrumpfung verursachten.
Das Schneiden verursachte kein Schrumpfen sondern lediglich eine Deformie-
rung des Gewebes (143). Zahngewebe unterliegt ebenfalls einer erheblichen
Schrumpfung im Rahmen der Gewebeaufbereitung (145, 209). In einer Studie
zur Untersuchung von Volumenänderungen demineralisierten Zahngewebes
im Rahmen der histologischen Aufbereitung wurde dargelegt, dass der Demi-
neralisierungsvorgang eine Schrumpfung des Präparates von 1,9% verursacht, während die Lufttrocknung das Volumen um weitere 65,6% reduzierte
(145). Der größte Teil des Schrumpfeffekts erfolgte hierbei in den ersten zehn
Minuten der Lufttrocknung (209). Nach Immersion in Wasser für 24 Stunden
erlangten die Proben ihre Größe nach Demineralisierung zurück. Die Behandlung mit Ethylenglycol vor der Lufttrocknung konnte das Ausmaß der
Schrumpfung reduzieren (145). Auch Lungengewebe unterliegt einer Volu-
menveränderung im Rahmen von Fixierprozessen und histologischer Aufbereitung (158, 159). Darüber hinaus wurde gezeigt, dass sich das Ausmaß der
fixierbedingten Schrumpfung erheblich zwischen verschiedenen Säugetierar-
ten unterscheidet (158). Dies ruft die dringende Notwendigkeit hervor, diese
Größenveränderungen in verschiedenen Spezies zu untersuchen, insbesondere im Hinblick auf artübergreifende Studien, der Vergleichbarkeit verschiedener Studienergebnisse an unterschiedlichen Spezies sowie die Übertragung
bspw. der Resultate von Tierergebnissen auf den Menschen (158, 208). Die
vorliegende Arbeit leistet hierzu einen Beitrag, da das Schwein eine als Ver-
suchstier radiologischer Lungenmessungen häufig verwendete Art repräsentiert (71, 180) und hier erstmals die Messung der Atemwegswände mit verschiedenen histologischen und radiologischen Methoden verglichen wurde.

Im Hinblick auf Größenveränderungen des Gewebes im Rahmen verschiedener Fixier- und Aufbereitungsmethoden ist wohlbekannt, dass zwischen den
beiden am häufigsten angewandten histologischen Aufbereitungsmethoden,
dem Paraffin- und dem Gefrierschnitt, Abweichungen auftreten können (82,
102, 106, 210-217). Auch die vorliegende Arbeit zeigte einen Größenunterschied der Bronchuswanddicke zwischen den beiden histologischen Verfahren
von 13,91%. Dies hat einen Einfluss auf die tägliche Diagnostik und auf die
Beurteilung von Lungengewebe (218). Es ist essentiell das Ausmaß der fixie-

rungs- und aufbereitungsbedingten Gewebeschrumpfung zu kennen, wenn Gewebeproben nach unterschiedlichen Aufbereitungsmethoden miteinander verglichen werden (124, 162). So hält die Gewebeschrumpfung großen Einfluss auf die tägliche Routine des Pathologen, wie in der Evaluierung und Therapie onkologischer Gewebepräparate im Hinblick auf Tumorgröße, Bewertung von Tumorrändern oder der korrekten Angabe der anatomischen Gewebegröße (133, 208, 218). Intraoperative Schnellschnittdiagnostik, zu welcher Gefrierschnitte angefertigt werden, mit nachfolgender Bestätigung des histologischen Befundes mittels Paraffinschnitt, bildet heutzutage die gängige Methode in der Patientenversorgung, auch für Lungengewebe (47, 49, 51, 79, 82-85, 89, 90, 98, 103, 104, 106, 210-258). Aus diesem Grund kommt der vorliegenden Arbeit eine besondere Bedeutung zu, sie untersucht nicht nur den Größenunterschied von Bronchuswänden der gängigsten histologischen Verfahren wie Gefrier- und Paraffinschnitt, sondern analysiert auch den Größenunterschied von Bronchuswänden mittels relevanten radiologischen Verfahren wie der CT und Mikro-CT. Zusätzlich zur bereits in zahlreichen Gewebearten untersuchten Schrumpfung von explantiertem oder fixiertem Gewebe, ist es wichtig für den Untersucher auch mögliche Größenvariationen zwischen Gefrier- und Paraffinschnitten in den unterschiedlichen Gewebepräparaten zu kennen und zu verstehen. Obwohl die Gefrierschnitttechnik in der Evaluation von Mammakarzinomen etabliert ist, wird diese Methode zur Beurteilung von Tumoren mit einer Größe kleiner als fünf Millimeter abgeraten um falsch negative Befunde zu vermeiden (106). So wurde in der Evaluation maligner Melanome nachgewiesen, dass die Tumordicke im Gefrierschnitt größer ist als im Paraffinschnitt, bedingt durch Gewebeschrumpfung im Rahmen der Fixierung und Paraffineinbettung (112, 259). Die Ergebnisse dieser Doktorarbeit zeigen hingegen, dass die Bronchialwand im Gefrierschnitt kleiner ist als im Paraffinschnitt, da allerdings kein Nativpräparat vorliegt, kann nicht festgestellt werden, welches der Präparate schrumpft, an Größe zunimmt oder vielleicht sogar der Größe des Nativpräparates entspricht. Falls jedoch die Dicke der Bronchienwand im Paraffinschnitt zunimmt oder gleich bleibt und die Tumordicke eines Melanoms im Paraffinschnitt schrumpft, müsste geklärt werden, ob dies an der unterschiedlichen Gewebeart - Bronchus und Melanom - liegt, oder ob dies in der Malignität bzw. Benignität des Gewebes begründet ist. Zur Klärung dieser Fragestellung bedarf es weiterer Studien. Die Größendivergenz dieser beiden Methoden kann daher im klinischen Alltag von erheblicher Bedeutung sein, besonders im Hinblick auf die Evaluation von Gewebe durch den Pathologen mittels verschiedener Schnittmethoden, und so die Diagnostik und Therapie des Patienten entscheidend beeinflussen (218). In der vorliegenden Arbeit wurde erstmals das Größenverhältnis der Bronchialwand in Schweinebronchien anhand der Messung im Paraffin- sowie im Gefrierschnitt verglichen. In dieser Untersuchung konnte gezeigt werden, dass ein signifikanter Größenunterschied um beinahe 14% in der Messung der Bronchienwanddicke desselben Schnittes zwischen Paraffinschnitt und Gefrierschnitt vorliegt. Dieses Ergebnis kann von klinischer Relevanz sein, beispielsweise in der intraoperativen Schnellschnittbewertung von Tumoren und Tumorrändern des Bronchialsystems mittels Gefrierschnitt mit nachfolgender Verifizierung mittels Paraffinschnitt. Auch im Hinblick auf das zunehmende Bewusstsein der großen Bedeutung einer genauen histologischen Morphometrie der Lunge sind Arbeiten wie die Vorliegende essentiell (193, 260). Hinsichtlich der quantitativen Mikroskopie der Lunge wurden inzwischen sogar Empfehlungen der American Thoracic Society und der European Respiratory Society publiziert (260, 261). In diesem Zusammenhang ist die Untersuchung der Auswirkungen verschiedener Methoden der Fixierung, Gewebeaufbereitung und Schnittanfertigung auf das Gewebe in unterschiedlichen Tiermodellen für verschiedene Lungenerkrankungen mit dem Ziel der Übertragung der Studienergebnisse auf den Menschen essentiell (193, 260). Die vorliegende Arbeit liefert daher wichtige Erkenntnisse für Forschung und Klinik zum Verständnis der Größenverhältnisse zwischen Paraffin- und Gefrierschnitten sowie radiologischer Verfahren in Bronchialgewebe.

Neben dem Größenunterschied zwischen Paraffin- und Gefrierschnitt hat auch die Gewebeschrumpfung durch Fixierung und histologische Aufbereitung eine hohe Relevanz im klinischen Alltag. In der Beurteilung dermaler Tumore und insbesondere maligner Melanome stellen sowohl Bildgebung als auch Histologie wertvolle Methoden dar. Die hochauflösende Ultraschalluntersuchung liefert Informationen zur präoperativen Beurteilung der Tumordicke, die den wichtigsten prognostischen Faktor darstellt. Sonographische Messungen der Dermis werden *in vivo* durchgeführt, wenn sich die Haut unter dem Einfluss der physiologischen Zugspannung befindet. Demgegenüber wird die histopathologische Vermessung nach einer Reihe von Gewebeaufbereitungsschritten vollzogen, wie der Exzision, Fixierung in Formalin, Dehydrierung durch Alkohol und Einbettung in Paraffin, in deren Rahmen die natürliche Beschaffenheit des Gewebes verändert und teilweise zerstört wird. Infolge dieser Prozeduren schrumpft das Gewebe (112, 262), weshalb meist keine 1:1 Korrelation zwischen *in vivo* Messung und Messung nach der Gewebeaufbereitung vorliegt, auch wenn im Falle dermaler Läsionen insgesamt eine zufriedenstellende Korrelation zwischen sonographischen und histologischen Messungen besteht (112). Die hohe Relevanz der Gewebeschrumpfung für den klinischen Alltag wird am Beispiel der Riesenzellarteriitis deutlich, in deren Diagnostik es aufgrund sog. skip lesions (entzündungsfreie Areale in einer erkrankten Arterie) für den Pathologen essentiell ist, eine ausreichende Länge der entnommenen Temporalarterie untersuchen zu können, um diese Erkrankung sicher zu diagnostizieren oder auszuschließen (263-266). In diesem Zusammenhang wurde in Temporalarterien eine Reduktion der Präparatelänge um 8% nach Formalinfixierung festgestellt, wobei sich in dieser Studie, ähnlich den Ergebnissen der Untersuchung der Prostata (141), kein Unterschied im Ausmaß der Schrumpfung in der Fixierzeit in Formalin von drei bis sechs Stunden verglichen mit einer Fixierdauer von sechs bis zwölf Stunden zeigte. In der Folge wurden behandelnde Kliniker dazu angehalten, bei der Biopsie auf die Entnahme eines ausreichend langen Stückes der Temporalarterie zu achten, um das Risiko einer Fehldiagnose infolge der Gewebeschrumpfung nach Gewebefixierung durch Skip-Läsionen zu minimieren (117). Die Gewebeschrumpfung spielt daher bei der Temporalarterienbiopsie zur Diagnostik der Riesenzellarteriitis eine große Rolle und muss bei der Entnahme des Biopsats durch den Kliniker berücksichtigt werden (117, 267). Auch in der Tumorchirurgie hat die Gewebeschrumpfung eine erhebliche klinische Relevanz.

In Ösophaguspräparaten wich der von Chirurgen und Pathologen gemessene Sicherheitsabstand nach Tumorresektion erheblich voneinander ab (125), ein Phänomen, das auch in der onkologischen Kopf- und Halschirurgie bekannt ist. In Mundhöhlenschleimhaut und Zungenmuskulatur ist ein *in situ* gemessener Sicherheitsabstand zu Tumoren von acht bis zehn Millimeter notwendig, um im histopathologischen Präparat einen Tumorrand von fünf Millimeter zu erhalten (133). Aufgrund der signifikanten Schrumpfung ist eine unmittelbare Vermessung des Tumors durch den Chirurgen nach Explantation unumgänglich, um die Unterschätzung der Tumorgröße zu vermeiden (137). Die Gewebeschrumpfung im Gehirn erschwert die Evaluation zerebraler Läsionen, da die Größe der Hemisphären sowie von Infarktarealen und Ödemen durch die fixierungs-, dehydrierungs- und aufbearbeitungsbedingten Präparateschrumpfung beeinflusst wird (131). Interessanterweise unterlagen benigne Hautläsionen einem größeren Ausmaß an Schrumpfung als maligne dermale Tumore (207). Die Bestimmung des Ausmaßes der Schrumpfung und somit des Sicherheitsabstandes zum Tumorrand eines fixierten Präparates kann folglich irreführend sein, insbesondere wenn sich das Schrumpfverhalten normalen und tumorösen Gewebes eines Gewebetyps unterscheidet oder Faktoren wie das Patientenalter eine Rolle spielen (110, 152, 207). Erkenntnisse wie diese sind essentiell für die Patientenversorgung, denn würde malignes Gewebe einem anderen Schrumpfverhalten unterliegen als benignes Gewebe derselben Gewebeart, so bestünde die Gefahr Tumorränder im pathologischen Präparat falsch einzuschätzen. In einem solchen Fall könnte ein Patient mit niedrigem Rezidivrisiko bei Resektion im Gesunden mit ausreichendem Tumorabstand als Hochrisikopatient eingestuft werden mit bspw. der weitreichenden Konsequenz einer adjuvanten Chemotherapie oder Nachresektion (110). Einige Autoren fordern die Vorgabe einheitlicher, standardisierter Tumorränder für verschiedene Tumorarten, die bei der Entnahme eingehalten werden sollten, da ein unzureichender Tumorabstand mit einer schlechteren Prognose für den Patienten korreliert (127, 133, 152, 207, 208, 268-281). Die Untersuchung der Gewebeschrumpfung hat somit eine weitreichende Bedeutung für die klinisch angewandte Medizin.

Mit dem Ziel das Ausmaß der Schrumpfung kalkulieren oder kompensieren zu können, wurden verschiedene Methoden und Formeln entwickelt. In der Neuropathologie wurden Methoden aufgezeigt, durch die der Schrumpfeffekt mit Hilfe einer dreidimensionalen Rekonstruktion des Gewebebildes korrigiert werden kann (132, 282). Zudem werden Anstrengungen unternommen, die Artefaktbildung während der Gewebeaufbereitung zu reduzieren, so dass lediglich eine isometrische Schrumpfung stattfindet, welche problemlos durch das Umskalieren der Bildgröße korrigiert werden kann (132). Golomb *et al.* gelang die Entwicklung einer Methode zur Berechnung des chirurgischen Sicherheitsabstandes zum Tumorrand maligner Melanome aus bereits fixiertem Gewebe. Sie entwickelten eine Formel, die es für dermale maligne Melanompräparate ermöglicht, den *in vivo* Durchmesser vor der Gewebeentnahme aus dem vom Pathologen *in vitro* gemessenen Durchmesser des bereits fixierten und somit geschrumpften Gewebes zu berechnen. Mit dem so bestimmten *in vivo* Durchmesser des Präparates kann im Anschluss die Breite des chirurgischen Sicherheitsabstandes *in vivo* ermittelt werden (151, 152). Auch für Prostatakarzinome werden Anstrengungen unternommen, einen Korrekturfaktor für die Kompensation der Gewebeschrumpfung im Rahmen der histologischen Begutachtung zu entwickeln. In der Literatur werden Korrekturfaktoren aus verschiedenen Studien zwischen 1,22 und 1,5 angegeben. Allerdings scheinen die angegebenen Korrekturfaktoren nicht auf alle Laboratorien übertragbar zu sein, da unterschiedliche Methoden in der Gewebeaufbereitung ein verschieden großes Ausmaß an Schrumpfung nach sich ziehen und sich zudem die Methode zur Messung der Gewebeschrumpfung von Labor zu Labor unterscheiden kann (141, 142). In der Beurteilung von Gewebe des Gebärmutterhalses im Rahmen der Diagnostik und Therapie der zervikalen intraepithelialen Neoplasie wurde vorgeschlagen, aufgrund der durch Fixierung und Gewebeaufbereitung bedingten Schrumpfung einen Schrumpfeffekt von 15% der ursprünglichen Gewebegröße einzukalkulieren (143). Bezogen auf die Vermessung der Atemwege könnten die Erkenntnisse der vorliegenden Arbeit als Basis dafür dienen, in weiteren histologisch-radiologischen Untersuchungen ein Korrekturfaktor zwischen den *in situ* vorliegenden Größenverhältnissen, dem histologischen Schnittbild sowie der radiologischen Bildgebung zu ermitteln. Dies würde ein Transferieren der Größenrelationen zwischen Histologie und Radiologie ermöglichen um anhand dieser Methoden die *in situ* Größe zu bestimmen. Im klinischen Alltag wäre dies für die Patientenversorgung von erheblicher Relevanz, bspw. in der Tumordiagnostik bei der Bestimmung der Tumorgröße oder zur Kalkulation und Beurteilung von Resektionsrändern.

Dem Vergleich bildgebender Verfahren mit histologischen Präparaten kommt sowohl in Klinik und Forschung als auch in der Entwicklung neuer und Verbesserung bereits vorhandener bildgebender Methoden eine hohe Relevanz zu. Bildgebende Verfahren wie Sonographie, Röntgenbilddurchleuchtung, CT und Magnetresonanztomographie (MRT) bilden einen festen Bestandteil sowohl der Wissenschaft als auch der täglichen Klinik im Rahmen der Diagnostik und Therapie. Zur Bewertung und Weiterentwicklung bildgebender Verfahren ist der Vergleich mit histologischen Schnittpräparaten eine gewöhnliche Methode und essentiell um die Ähnlichkeit des radiologischen Bildes mit der Struktur *in vivo* zu evaluieren (181, 182, 283). Beispielsweise spielte in der Entwicklung der sonographischen Beurteilung der Arterienwanddicke der Carotiden und ihren Einzug in den klinischen Alltag als diagnostischer und prognostischer Parameter in der Beurteilung der Arteriosklerose arterieller Gefäße das histologische Korrelat eine bedeutende Rolle. Sowohl um die sonographische Bildaufnahme zu interpretieren als auch um die Genauigkeit deren Gefäßwanddickenausmessung zu verifizieren, diente der sonographisch-pathologische Vergleich sonographischer Daten aus epidemiologischen Studien und klinischen Untersuchungen mit dem korrelierenden histologischen Schnittpräparat dazu, das *in situ* Situation am besten repräsentierende sonographische Bild und die am besten geeignetste Messmethode zur Bewertung der Wanddicke der A. carotis zu ermitteln (181, 182). Zu diesem Zweck wurden die anatomischen Korrelate von B-Mode Sonographieaufnahmen der A. carotis *in vitro* und *in situ* in Leichnamen untersucht (181). Interessanterweise wurde in den histologischen Präparaten dieser Studien bereits die fixier- und aufbereitungsbedingte Gewebeschrumpfung berücksichtigt und in die Auswertung einbezogen (181, 182). Die hohe Relevanz der Möglichkeit einer exakten radiologischen Ausmessung wird auch in der CT-Evaluation von renaler Masse widergespiegelt, welche bislang teils widersprüchliche Ergebnisse zeigte (284). Manche Studien zeigten eine relevante Diskrepanz zwischen radiologischen und pathologischen Ausmessungen mit einer Überbewertung der Tumorgröße in der CT-Messung (285), die mitunter eine erhebliche Auswirkung auf die präoperative Beratung des Patienten hinsichtlich Prognose und Therapie haben (286) und bei manchen Patienten die Entscheidung zur Durchführung einer Nephron-sparenden Operation beeinflussen kann (287). Auch in dieser Doktorarbeit wurden erhebliche Unterschiede zwischen den radiologischen und pathologischen Messungen der Bronchialwand festgestellt. Die Größe der Bronchialwand im Gefrierschnitt unterschied sich von der Größe in der CT um beinahe 60%. Im Gegensatz dazu fanden andere Studien wiederum keine oder nur geringe Unterschiede zwischen radiologischer und pathologischer Messung der Tumorgröße (288-290) auch durch Messung mittels MRT und Sonographie (291). Von allen Nierentumoren werden klarzellige Karzinome am häufigsten in der Größe überschätzt (291) ohne den Vorteil einer präoperativen radiologischen Tumorgrößenausmessung zu limitieren (283). Aus der thorakalen Radiologie ist die CT nicht mehr wegdenkbar (292) und insbesondere die Bewertung der Wandstruktur der Atemwege sowie deren Lumen durch hochauflösende CT (HRCT) gewinnt zunehmend an Bedeutung in der Diagnostik pulmonaler Erkrankungen (177). Eine Vielzahl an Lungenerkrankungen gehen mit einer Zunahme der Bronchienwanddicke aufgrund eines Remodelling der Atemwege einher (171, 199, 293), das auf einer Veränderung der Atemwegsstruktur aufgrund von subepithelialer Fibrosierung, Vermehrung der glatten Muskelzellmasse, Größenzunahme submukosaler Drüsen, Revaskularisierung und epithelialer Veränderungen basiert (170). Aus diesem Grund werden große Anstrengungen zur Entwicklung radiologischer Messmethoden der Atemwege unternommen, um diese Größenveränderungen radiologisch erheben und bewerten zu können. Hierbei spielt die Methode der CT eine wichtige Rolle, beispielsweise zur Anfertigung einer nichtinvasiven 3D-

Messung und Quantifizierung der Atemwegsgeometrie und des Lungenparenchyms mit dem Ziel die diagnostischen und prognostischen Verfahren für eine Vielzahl an Erkrankungen wie Asthma bronchiale, Lungenemphysem, COPD und zystischer Fibrose voranzubringen (171, 175, 176, 193, 199, 293-311). Die Mikro-CT repräsentiert eine vielversprechende Methode der 3D-Bildgebung und morphometrischen Analyse mit beinahe mikroskopischer Auflösung und suffizientem Weichteilgewebekontrast und eröffnet neue Möglichkeiten in der Vermessung und Bewertung der Mikroarchitektur der Lunge (312). Die krankheitsbedingte Größenveränderung der Atemwegsstruktur und die Möglichkeit derer radiologischer Verwertung mittels qualitativer und quantitativer Analysen computertomographischer Bilder der Lunge mit Vermessung der Atemwege dient neben der Optimierung der medizinischen Versorgung lungenerkrankter Patienten auch einem besseren Verständnis der Mechanismen diverser Erkrankungen. Darüber hinaus kann die Wirkung gezielter Medikamentenapplikationsstrategien besser evaluiert werden (172, 301, 313, 314). Kosciuch *et al.* konnten einen Zusammenhang zwischen der Wanddicke der kleinen Atemwege und der spirometrisch gemessenen Lungenfunktion in Patienten mit Asthma bronchiale und COPD darstellen (171). Interessanterweise können diese Krankheitsbilder anhand der Vermessung der Atemwege mittels HRCT voneinander unterschieden werden, da die Bronchienwände von Asthmatikern dicker sind als die von Patienten mit COPD, während der Durchmesser der Atemwege von Patienten mit Asthma bronchiale kleiner zu sein scheint als das Kaliber der Atemwege bei COPD (173). Weiterhin stehen bei Asthmatikern die Wanddicke und der Lumendurchmesser der Atemwege in enger Beziehung mit der Schwere der Erkrankung wohingegen bei Patienten mit COPD kein solcher Zusammenhang existiert (172). In einer experimentellen Untersuchung von Achenbach *et al.* wurde in Patienten mit COPD die Atemwegswanddicke mit funktionalen Parametern der Atemflussbehinderung mittels Multidetektor-CT korreliert. Die Autoren konnten belegen, dass die Bronchienwand von Rauchern signifikant dicker war als die von Nichtrauchern und dass die Bronchienwanddicke mit der Lungenfunktion in Patienten mit COPD korrelierte (174).

Lungen- und Atemwegsaufnahmen mittels konventioneller radiologischer Methoden beruhen allerdings auf einem großen Kontrastwert zwischen Lunge und umliegendem Gewebe und scheitern oftmals an der Messung von Lungen mit Pathologien hoher Dichte (315). Zudem stellt die Identifizierung der inneren und äußeren Atemwegswände einer kompletten 3D-Baumstruktur aufgrund seiner Komplexität eine große Herausforderung dar (177). Darüber hinaus gestaltet sich die Bewertung dünner Strukturen wie die der Atemwegswand durch das limitierte räumliche Auflösungsvermögen klinischer Computertomographen und damit verbunden die Messung der Dichte und Dicke dieser Strukturen schwierig (199). In diesem Zusammenhang stellt in der Weiterentwicklung und Bewertung bildgebender Verfahren der Lunge der Vergleich radiologischer Bilder und Messungen der Atemwege mit histologischen Schnittpräparaten eine notwendige und hilfreiche Methode dar. Allerdings sind Volumenveränderungen des Gewebes aufgrund Fixierung und histologischer Aufbereitung in der Pathologie gut bekannt (110-112) und wurden auch in Lungengewebe beschrieben (158, 159, 161, 187-192). Infolge dessen ist es in der Evaluierung und weiteren Entwicklung radiologischer Techniken und Methoden ebenfalls dringend notwendig, das als Vergleichsvorlage dienende histologische Korrelat zu untersuchen. Die Veränderung der Größe durch Fixierung und histologischer Aufbereitung variiert erheblich mit dem Gewebetyp (110). Die Kenntnis über die fixier- und aufbereitungsbedingte Größenveränderung ist unumgänglich für jede Gewebeart, insbesondere wenn die Histologie als Vorlage für die Bewertung einer bildgebenden Technik verwendet wird, um für die jeweilige Gewebeart das am besten zum Vergleich geeignete und die *in vivo* Situation am genauesten widergebende histologische Verfahren zu ermitteln (124, 162). Zu diesem Zweck wurde in der vorliegenden Arbeit erstmals die Messung der Wanddicke von Schweinebronchien mittels verschiedener histologischer und radiologischer Verfahren, nämlich in Paraffin- und Gefrierschnitten sowie mittels CT und Mikro-CT, miteinander verglichen. Hierbei konnten signifikante Unterschiede zwischen allen untersuchten Methoden nachgewiesen werden. Die Bronchienwand wies in der Messung im Gefrierschnitt die geringste Dicke auf, gefolgt von der Bewertung im Paraffinschnitt und der Evaluation mittels Mikro-CT. Die Evaluation im Computertomographen wies die größte Dickenmessung der Bronchienwand auf. Interessanterweise wurde eine deutliche Abweichung dargestellt zwischen der computertomographischen Messung und den Messungen der übrigen Verfahren. Die Divergenz zwischen histologischen und radiologischen Messungen in Lungengewebe steht im Einklang mit der Literatur. In diesem Zusammenhang zeigte eine vergleichende Untersuchung der computertomographischen Vermessung von Adenokarzinomen der Lunge mit der Messung der Gesamtpräparategröße durch den Pathologen eine Abweichung in der gemessenen Tumorgröße von 18,3% (316). Auch Isaka *et al.* verglichen Messungen der Tumorgröße von

Adenokarzinomen der Lunge mittels CT und durch den Pathologen. Sie konnten nachweisen, dass die makroskopisch sowie histologisch im Paraffin- und Gefrierschnitt gemessene Tumorgröße signifikant kleiner war als das computertomographische Ergebnis (317). Bemerkenswert ist hierbei ferner, dass die Präparate auch hier bereits makroskopisch signifikant kleiner waren als im CT-Befund angegeben, das größte Ausmaß an Größenverlust des Gewebes jedoch nach der histologischen Aufbereitung zu erkennen war. Interessanterweise war, im Gegensatz zu den Ergebnissen der vorliegenden Untersuchung, die Gewebegröße in der Studie von Isaka *et al.* in Paraffinschnitten etwas kleiner als in den Gefrierschnitten (317). Multiple Gründe für einen möglichen Schrumpfeffekt infolge Fixierung und histologischer Gewebeaufbereitung sind bekannt wie die Exposition an Luft (110, 127), die Fixierung in Alkohol, Formalin (200) oder Formaldehyd (202, 203), Frieren (107), Einbetten in Paraffin, Schneiden und Strecken (203). Das Ausmaß an Größenverlust variiert allerdings mit der Gewebeart, der Präparategröße, dem Fixiermedium und der Gewebeaufbereitungsmethode (110, 204). In ihrer Studie vermuteten Isaka *et al.* den Grund des Größenunterschiedes zwischen computertomographischer und mikroskopischer Tumormessung in der Schrumpfung der lepidischen Komponente des Tumors (317). Im Hinblick auf die vorliegenden Ergebnisse war im Gegensatz zu Lungenadenokarzinomen die Messung der Bronchienwanddicke im Gefrierschnitt kleiner als im Paraffinschnitt. Dies könnte im unterschiedlichen Gewebeaufbau eines soliden Weichteiltumors im Vergleich zu den Atemwegen begründet sein, welche einen nicht unerheblichen Anteil an Knorpelgewebe mit einem hohen Wassergehalt enthalten, das einer anderen Schrumpfeigenschaft unterliegen könnte als das Weichgewebe. Da neben der Evaluation bildgebender Verfahren in der biomedizinischen Forschung der Vergleich der Bildgebung mit der korrespondierenden Histopathologie den Goldstandard in der klinischen Krankheitsbewertung darstellt (191), sind Kenntnisse über das Schrumpfverhalten durch Fixierung und histologischer Aufbereitung essentiell für die jeweilige untersuchte Gewebeart, insbesondere wenn Proben aus unterschiedlichen Aufbereitungsmethoden miteinander verglichen werden (124). Die Ergebnisse der vorliegenden Studie zeigten, dass im Schweinebronchus die Paraffinschnitt- und Mikro-CT-Daten am besten miteinander korrelierten und dass Gefrierschnittmessungen eine größere Abweichung von den radiologischen Messungen aufwiesen als die Messung im Paraffinschnitt. Die Auswirkung des Größenunterschiedes zwischen Paraffin- und Gefrierschnitt im Bronchialbaum muss weiter untersucht werden und weitere

Studien sind notwendig um die histologische Methode zu ermitteln, welche die Größe der Atemwege *in vivo* am besten widerspiegelt. Gefrierschnitte zeigten bereits gute morphologische Ergebnisse in der Bewertung der Atemwege (71), jedoch ist die Methode anfälliger für Gewebedestruktion im Rahmen der Schnittanfertigung, was zu inkompletten Bronchialstrukturen im Schnittpräparat und der Notwendigkeit der Aussonderung von Schnitten führen kann. Neben der besseren Größenkorrelation zu den Mikro-CT Daten könnten Paraffinschnitte hinsichtlich einer geringeren Vulnerabilität im Rahmen der Aufbereitung mit besserem Gewebeerhalt den Gefrierschnitten überlegen sein. Kenntnisse über fixier- und aufbereitungsbedingte Größenveränderungen sowie die Weiterentwicklung und Verbesserung bildgebender Verfahren sind essentiell, da Unterschiede zwischen radiologischen und pathologischen Gewebegrößenverhältnissen einen beträchtlichen Einfluss auf die Diagnose und Behandlung von Patienten haben können (316). Basierend auf den Ergebnissen dieser Doktorarbeit sollte daher die Frage nach dem histologischen Verfahren, das die *in vivo* Größe der Atemwege am genausten widerspiegelt und ob das Gewebe im Rahmen der histologischen Aufbereitung einer Schrumpfung oder Volumenzunahme unterliegt, in weiteren Studien untersucht werden. Ferner sollte geklärt werden, wodurch die Größenveränderung zu begründen ist und welchen Einfluss die Gewebeart, die gewählte Methode der Gewebebehandlung und deren einzelne Arbeitsschritte sowie das Alter des Patienten auf die Größenveränderung haben. Interessant zu untersuchen wäre auch die Rolle der Dignität im Hinblick auf die Gewebeschrumpfung bzw. Volumenzunahme, da möglicherweise maligne Läsionen einer anderen Größenveränderung unterliegen als benignes Gewebe. Zusammengefasst stellen die Ergebnisse der vorliegenden Doktorarbeit einen wichtigen Beitrag für die Vermessung der Atemwege dar, insbesondere im Hinblick auf die Bewertung bildgebender Verfahren durch histologische Schnittbilder, welche essentiell ist in der Weiterentwicklung radiologischer Methoden zur Evaluation des Bronchialsystems.

7 Zusammenfassung

Das Schrumpfen von Gewebe im Rahmen der Anfertigung histologischer Schnittpräparate stellt ein bekanntes Phänomen dar und variiert stark mit der Gewebeart sowie der Aufbereitungsmethode. Der Grad der Gewebeschrumpfung unterschiedlicher Gewebearten sowie die Auswirkung der jeweiligen Aufbereitungsmethoden auf die Gewebeschrumpfung wurden bisher allerdings kaum untersucht. Der histologische Schnitt dient als Vorlage in der Entwicklung bildgebender Verfahren, wie auch in der computertomographischen Vermessung der Atemwege, die in der Diagnostik von Lungenerkrankungen wie Asthma bronchiale und COPD eine zunehmende Bedeutung gewinnt. Erkenntnisse über Größenveränderungen im histologischen Schnittbild sind daher auch für die Entwicklung radiologischer Messverfahren essentiell. In der vorliegenden Studie wurden erstmals Bronchienwände mittels verschiedener histologischer und radiologischer Methoden vermessen und die Ergebnisse vergleichend einander gegenübergestellt. Es zeigten sich signifikante Unterschiede zwischen allen untersuchten Verfahren. Die histologische Ermittlung der Bronchienwanddicke zeigte einen Größenunterschied von 13,91% (0,045 mm) zwischen Gefrierschnitt und Paraffinschnitt. Auch die radiologischen Messungen mittels Mikro-CT und CT unterschieden sich mit einer Differenz von 50,18% (0,85 mm) erheblich. Der größte Unterschied lag mit 58,06% (0,98 mm) Abweichung zwischen der Messung im Gefrierschnitt und mittels CT vor. Die geringste Größendifferenz zeigten Paraffinschnitt und Mikro-CT mit 11,09% (0,09 mm). Im Rahmen der histologischen Evaluation von Bronchialgewebe anhand verschiedener Aufbereitungsmethoden sind diese Erkenntnisse von großer Bedeutung. Um die Methode mit den kleinsten Größenveränderungen im Vergleich zur originalen *in situ* Größe zu eruieren oder mathematische Umrechnungsformeln zu entwickeln, mit deren Hilfe die Originalgröße eines Gewebes nach bestimmter Gewebeaufbereitung berechnet werden kann, bedarf es weiterer Studien. Diese Kenntnisse haben einen erheblichen Einfluss auf die klinische Routine des Pathologen und wissenschaftliche Laboratorien mit histologischen Fragestellungen. Die Ergebnisse der vorliegenden Studie sind auch für die Entwicklung bildgebender Verfahren von großer Bedeutung. Die Histologie stellt häufig die morphologische Vorlage in der Entwicklung radiologischer Methoden, so auch in der Vermessung der Atemwege im Rahmen der Diagnostik verschiedener Lungenerkrankungen. Aus diesem Grund sind die vorliegenden Ergebnisse für den Vergleich histologischer

Schnittpräparate mit radiologischen Methoden für die Entwicklung und Optimierung bildgebender Verfahren essentiell.

8 Literaturverzeichnis

1. Gal AA. In search of the origins of modern surgical pathology. Adv Anat Pathol. 2001; 8(1):1-13
2. Ludwig FC. Pathology in historical perspective. Pharos Alpha Omega Alpha Honor Med Soc. 1993; 56(2):5-11
3. Gulczyński J, Izycka-Swieszewska E, Grzybiak M. Short history of the autopsy. Part I. From prehistory to the middle of the 16th century. Pol J Pathol. 2009; 60(3):109-14
4. Buckman RF, Woods M, Sargent L, Gervin AS. A unifying pathogenetic mechanism in the etiology of intraperitoneal adhesions. J Surg Res. 1976; 20(1):1-5
5. Gardner E. Abdominal viscera and peritoneum. In: Gardner E, Gray DJ, O'Rahilly R, editors. Anatomy: A Regional Study of Human Structure. 3rd Edition. Philadelphia: WB Saunders; 1969. p. 387-95.
6. Bloom W. Blood cell formation and destruction. In: Bloom W, Fawcett DW, editors. A Textbook of Histology. 9th Edition. Philadelphia: WB Saunders; 1978. p. 186-7.
7. Dobbie JW, Pavlina T, Lloyd J, Johnson RC. Phosphatidylcholine synthesis by peritoneal mesothelium: its implications for peritoneal dialysis. Am J Kidney Dis. 1988; 12(1):31-6
8. Dobbie JW, Lloyd JK. Mesothelium secretes lamellar bodies in a similar manner to type II pneumocyte secretion of surfactant. Perit Dial Int. 1989; 9(3):215-9
9. Ito T, Yorioka N, Kyuden Y, Asakimori Y, Kiribayashi K, Ogawa T, et al. Effect of glucose polymer on the intercellular junctions of cultured human peritoneal mesothelial cells. Nephron Clin Pract. 2003; 93(3):c97-105
10. Flessner MF. Peritoneal transport physiology: insights from basic research. J Am Soc Nephrol. 1991; 2(2):122-35
11. Krumbhaar EB. History of the autopsy and its relation to the development of modern medicine. Hospitals. 1938; 12:68-74
12. King LS, Meehan MC. A history of the autopsy. A review. Am J Pathol. 1973; 73(2):514-44
13. Groß D. Die Entwicklung der inneren und äußeren Leichenschau in historischer und ethischer Sicht. Würzburg: Verlag Königshausen & Neumann GmbH; 2002.
14. Hartwell SW. Fibrous healing in human surgical wounds. In: Hartwell SE, editor. The Mechanics of Healing in Human Wounds. Springfield: Thomas; 1955. p. 109.
15. Benzer H, Bluemel G, Piza F. [on Relations between Fibrinolysis and Interperitoneal Adhesions]. Wien Klin Wochenschr. 1963; 75:881-3
16. Lind LR. A short introduction to anatomy (Jacopo Berengario da Carpi's Isagogae Breves). Chicago: University of Chicago Press; 1959.

17.   Rath G. Pre-Vesalian anatomy in the light of modern research. Bull Hist
      Med. 1961; 35:142-8
18.   Chavarría AP, Shipley PG. The Siamese twins of Espanola. Ann Med
      Hist. 1924; 6:297-302
19.   Gulczyński J, Iżycka-Świeszewska E, Grzybiak M. Short history of the
      autopsy: part II. From the second half of the 16th century to
      contemporary times. Pol J Pathol. 2010; 61(3):169-75
20.   https://de.wikipedia.org/wiki/Datei:Th%C3%A9%C3%A2tre-anatomique-
      Padoue.JPG [Internet]. [cited 17.04.2015].
21.   https://de.wikipedia.org/wiki/Anatomisches_Theater#/media/
      File:Anatomical_theatre_Leiden.jpg [Internet]. [cited 17.04.2015].
22.   Koehler PJ. Prevalence of headache in Tulp's Observationes Medicae
      (1641) with a description of cluster headache. Cephalalgia. 1993;
      13(5):318-20
23.   Tan SY, Brown J. Rudolph Virchow (1821-1902): "pope of pathology".
      Singapore Med J. 2006; 47(7):567-8
24.   Zeisberg EM, Tarnavski O, Zeisberg M, Dorfman AL, McMullen JR,
      Gustafsson E, et al. Endothelial-to-mesenchymal transition contributes
      to cardiac fibrosis. Nat Med. 2007; 13(8):952-61
25.   Kumar V, Abbas AK, Fausto N. Tissue renewal and repair: regeneration,
      healing, and fibrosis. In: Kumar V, Abbas AK, Fausto N, editors.
      Pathologic Basis of Disease. Philadelphia: Elsevier Saunders; 2005. p.
      87-118.
26.   Li MO, Wan YY, Sanjabi S, Robertson AK, Flavell RA. Transforming
      growth factor-beta regulation of immune responses. Annu Rev Immunol.
      2006; 24:99-146
27.   Kalderon AE. The evolution of microscope design from its invention to
      the present days. Am J Surg Pathol. 1983; 7(1):95-102
28.   Brochhausen   C.   Die   Expression   und   Kinetik   von
      Zelladhäsionsmolekülen in der entzündeten Appendix vermiformis: Ihre
      pathophysiologische und diagnostische Relevanz. Frankfurt am Main:
      Verlag Neue Wissenschaft; 2002.
29.   Wynn TA. IL-13 effector functions. Annu Rev Immunol. 2003; 21:425-56
30.   Rather LJ. Rudolf Virchow's views on pathology, pathological anatomy,
      and cellular pathology. Arch Pathol. 1966; 82(3):197-204
31.   Hill RB, Anderson RE. The recent history of the autopsy. Arch Pathol
      Lab Med. 1996; 120(8):702-12
32.   Nezelof C. European roots of pathology. Pathol Res Pract. 1994;
      190(1):103-14
33.   Ober WB. American pathology in the 19th century: notes for the
      definition of a specialty. Bull N Y Acad Med. 1976; 52(3):326-47
34.   Byers JM. Rudolf Virchow--father of cellular pathology. Am J Clin Pathol.
      1989; 92(4 Suppl 1):S2-8
35.   Jay V. The legacy of Karl Rokitansky. Arch Pathol Lab Med. 2000;
      124(3):345-6

36. van den Tweel JG, Taylor CR. A brief history of pathology: Preface to a forthcoming series that highlights milestones in the evolution of pathology as a discipline. Virchows Arch. 2010; 457(1):3-10
37. Dhom G. [Rudolf Virchow's influence on medicine after 100 years]. Pathologe. 2003; 24(1):1-8
38. Jacyna LS. The laboratory and the clinic: the impact of pathology on surgical diagnosis in the Glasgow Western Infirmary, 1875-1910. Bull Hist Med. 1988; 62(3):384-406
39. Long ER. Some early American pathologists. Trans Stud Coll Physicians Phila. 1968; 36(1):22-8
40. Heller RE. A requiem for aniline dyes. Perspect Biol Med. 1992; 35(3):398-400
41. Norton SA. The useful plants of dermatology. II. Haematoxylum and hematoxylin. J Am Acad Dermatol. 1996; 34(1):149-51
42. Titford M. The long history of hematoxylin. Biotech Histochem. 2005; 80(2):73-8
43. Coleman R. The long-term contribution of dyes and stains to histology and histopathology. Acta Histochem. 2006; 108(2):81-3
44. Liddle GG. Underneath the logwood tree. JAMA. 1967; 201(8):639
45. van den Tweel JG. Autopsy pathology should become a recognised subspecialty. Virchows Arch. 2008; 452(5):585-7
46. Eaton FW. Cryotomy techniques. Am J Med Technol. 1977; 43(1):46-53
47. Wright JR. The development of the frozen section technique, the evolution of surgical biopsy, and the origins of surgical pathology. Bull Hist Med. 1985; 59(3):295-326
48. Cullen TS. A rapid method of making permanent sections from frozen sections by the use of formalin. Johns Hopkins Hosp Bull. 1895; 6:67
49. Gal AA. The centennial anniversary of the frozen section technique at the Mayo Clinic. Arch Pathol Lab Med. 2005; 129(12):1532-5
50. Wilson LB. A method for the rapid preparation of fresh tissues for the microscope. JAMA. 1905; 45(23):1737
51. Ferreiro JA, Myers JL, Bostwick DG. Accuracy of frozen section diagnosis in surgical pathology: review of a 1-year experience with 24,880 cases at Mayo Clinic Rochester. Mayo Clin Proc. 1995; 70(12):1137-41
52. Edwin Klebs. Nature. 1935; 136:675-6
53. Cabot RC. A study of mistaken diagnoses. JAMA. 1910; 55:1343-56
54. Roberts WC. The autopsy: its decline and a suggestion for its revival. N Engl J Med. 1978; 299(7):332-8
55. Shojania KG, Burton EC, McDonald KM, Goldman L. Changes in rates of autopsy-detected diagnostic errors over time: a systematic review. JAMA. 2003; 289(21):2849-56
56. Tavora F, Crowder CD, Sun C-C, Burke AP. Discrepancies between clinical and autopsy diagnoses: a comparison of university, community, and private autopsy practices. Am J Clin Pathol. 2008; 129(1):102-9

57. Brochhausen C, Sánchez N, Halstenberg S, Zehbe R, Watzer B, Schmitt VH, et al. Phenotypic redifferentiation and cell cluster formation of cultured human articular chondrocytes in a three-dimensional oriented gelatin scaffold in the presence of PGE2--first results of a pilot study. J Biomed Mater Res A. 2013; 101(8):2374-82

58. Brochhausen C, Bittinger F, Schmitt VH, Kommoss F, Lehr H-A, Heintz A, et al. Expression of E-selectin and vascular cell adhesion molecule-1 in so-called 'negative' appendices: first results to support the pathological diagnosis in borderline cases. Eur Surg Res. 2010; 45(3-4):350-5

59. Rajab TK, Kraemer B, Petri N, Brochhausen C, Schmitt VH, Wallwiener M. Intra-operative locally injected pharmacotherapy as a novel strategy for adhesion prophylaxis. Int J Surg. 2012; 10(9):489-92

60. Brochhausen C, Schmitt VH, Rajab TK, Planck CNE, Krämer B, Tapprich C, et al. Mesothelial morphology and organisation after peritoneal treatment with solid and liquid adhesion barriers--a scanning electron microscopical study. J Mater Sci Mater Med. 2012; 23(8):1931-9

61. Brochhausen C, Turial S, Müller FKP, Schmitt VH, Coerdt W, Wihlm J-M, et al. Pectus excavatum: history, hypotheses and treatment options. Interact Cardiovasc Thorac Surg. 2012; 14(6):801-6

62. Wessler I, Michel-Schmidt R, Brochhausen C, Kirkpatrick CJ. Subcellular distribution of choline acetyltransferase by immunogold electron microscopy in non-neuronal cells: placenta, airways and murine embryonic stem cells. Life Sci. 2012; 91(21-22):977-80

63. Brochhausen C, Turial S, Kirkpatrick JC. Acute appendicitis: a continuing challenge for both clinicians and pathologists. Afr J Paediatr Surg. 2011; 8(2):145-6

64. Kirkpatrick CJ, Fuchs S, Peters K, Brochhausen C, Hermanns MI, Unger RE. Visions for regenerative medicine: interface between scientific fact and science fiction. Artif Organs. 2006; 30(10):822-7

65. Kirkpatrick CJ, Bittinger F, Nozadze K, Wessler I. Expression and function of the non-neuronal cholinergic system in endothelial cells. Life Sci. 2003; 72(18-19):2111-6

66. Kirkpatrick CJ, Krump-Konvalinkova V, Unger RE, Bittinger F, Otto M, Peters K. Tissue response and biomaterial integration: the efficacy of in vitro methods. Biomol Eng. 2002; 19(2-6):211-7

67. Kirkpatrick CJ, Alves A, Köhler H, Kriegsmann J, Bittinger F, Otto M, et al. Biomaterial-induced sarcoma: A novel model to study preneoplastic change. Am J Pathol. 2000; 156(4):1455-67

68. Brochhausen C, Schmitt VH, Rajab TK, Planck CNE, Krämer B, Wallwiener M, et al. Intraperitoneal adhesions--an ongoing challenge between biomedical engineering and the life sciences. J Biomed Mater Res A. 2011; 98(1):143-56

69. Brochhausen C, Schmitt VH, Planck CNE, Rajab TK, Hollemann D, Tapprich C, et al. Current strategies and future perspectives for intraperitoneal adhesion prevention. J Gastrointest Surg. 2012; 16(6):1256-74

70. Brochhausen C, Schmitt VH, Mamilos A, Tapprich C, Planck CNE, Hierlemann H, et al. Die Rolle der Entzündungsreaktion auf Biomaterialien in der regenerativen Medizin und im Tissue Engineering. BioNanoMat. 2014; 15(S1):66

71. Achenbach T, Weinheimer O, Brochhausen C, Hollemann D, Baumbach B, Scholz A, et al. Accuracy of automatic airway morphometry in computed tomography-correlation of radiological-pathological findings. Eur J Radiol. 2012; 81(1):183-8

72. Zehbe R, Haibel A, Riesemeier H, Gross U, Kirkpatrick CJ, Schubert H, et al. Going beyond histology. Synchrotron micro-computed tomography as a methodology for biological tissue characterization: from tissue morphology to individual cells. J R Soc Interface. 2010; 7(42):49-59

73. Zehbe R, Riesemeier H, Kirkpatrick CJ, Brochhausen C. Imaging of articular cartilage--data matching using X-ray tomography, SEM, FIB slicing and conventional histology. Micron. 2012; 43(10):1060-7

74. Brochhausen C, Tapprich C, Schmitt VH, Hollemann D, Weinheimer O, Mamilos A, et al. Comparative studies on bronchus wall thickness in frozen and paraffin sections of porcine lungs. European Respiratory Society Annual Congress. 2014; DOI: https://www.ersnetsecure.org/public/org_congres.abstract?ww_i_presentation=70296 (published online)

75. Brochhausen C, Tapprich C, Schmitt VH, Hollemann D, Weinheimer O, Mamilos A, et al. Bronchuswall-thickness in frozen and paraffin sections of porcine lungs - comparative studies on histological and x-ray imaging data. Der Pathologe. 2014; 35 Suppl. 1:117

76. Lüllmann-Rauch R. Histologie - Verstehen, Lernen, Nachschlagen. Stuttgart, New York: Georg Thieme Verlag; 2003.

77. Romeis B. Romeis - Mikroskopische Technik. 18. Auflage. Mulisch M, Welsch U, editors. Heidelberg: Spektrum Akademischer Verlag; 2010.

78. Böcker W, Denk H, Heitz PU. Pathologie. GmbH E, editor. München: Urban & Fischer Verlag; 2004.

79. Akrivos N, Thomakos N, Sotiropoulou M, Rodolakis A, Antsaklis A. Intraoperative consultation in ovarian pathology. Gynecol Obstet Invest. 2010; 70(3):193-9

80. Astroff AB, Ray SE, Rowe LM, Hilbish KG, Linville AL, Stutz JP, et al. Frozen-sectioning yields similar results as traditional methods for fetal cephalic examination in the rat. Teratology. 2002; 66(2):77-84

81. Pathak KA, Nason RW, Penner C, Viallet NR, Sutherland D, Kerr PD. Impact of use of frozen section assessment of operative margins on survival in oral cancer. Oral Surg Oral Med Oral Pathol Oral Radiol Endod. 2009; 107(2):235-9

82. Sienko A, Allen TC, Zander DS, Cagle PT. Frozen section of lung specimens. Arch Pathol Lab Med. 2005; 129(12):1602-9

83. Steiner H, Höltl L, Maneschg C, Berger AP, Rogatsch H, Bartsch G, et al. Frozen section analysis-guided organ-sparing approach in testicular tumors: technique, feasibility, and long-term results. Urology. 2003; 62(3):508-13

84. Solomon AC, Kossev PM. Frozen sections in hematopathology. Semin Diagn Pathol. 2002; 19(4):255-62

85. Subik MK, Gordetsky J, Yao JL, di Sant'Agnese PA, Miyamoto H. Frozen section assessment in testicular and paratesticular lesions suspicious for malignancy: its role in preventing unnecessary orchiectomy. Hum Pathol. 2012; 43(9):1514-9

86. Bui MM, Smith P, Agresta SV, Cheong D, Letson GD. Practical issues of intraoperative frozen section diagnosis of bone and soft tissue lesions. Cancer Control. 2008; 15(1):7-12

87. Jaraj SJ, Egevad L. Formalin fixation and immunoreactivity in prostate cancer and benign prostatic tissues. APMIS. 2010; 118(5):383-8

88. Baczkowski AJ. Oestrogen receptor staining of breast carcinomas: a comment. J Pathol. 1990; 162(4):355-6

89. Butcher DN, Goldstraw P, Ladas G, Dusmet ME, Sheppard MN, Nicholson AG. Thyroid transcription factor 1 immunohistochemistry as an intraoperative diagnostic tool at frozen section for distinction between primary and secondary lung tumors. Arch Pathol Lab Med. 2007; 131(4):582-7

90. Camilleri-Broet S, Alifano M, Morcos M, Comperat E, Magdeleinat P, Marmey B, et al. Peroperative frozen section analysis of TTF-1 antigen expression. J Clin Pathol. 2004; 57(1):98-100

91. Ferrer I, Armstrong J, Capellari S, Parchi P, Arzberger T, Bell J, et al. Effects of formalin fixation, paraffin embedding, and time of storage on DNA preservation in brain tissue: a BrainNet Europe study. Brain Pathol. 2007; 17(3):297-303

92. Ghidoni D, Folicaldi S, Errani E, Borgini B, Bondi A. [Ki-67 in carcinoma of the breast: from the frozen to the paraffin sections]. Pathologica. 1996; 88(4):270-4

93. Heinmöller E, Renke B, Beyser K, Dietmaier W, Langner C, Rüschoff J. Piffalls in diagnostic molecular pathology--significance of sampling error. Virchows Arch. 2001; 439(4):504-11

94. Hodges E, Howell WM, Tyacke SR, Wong R, Cawley MI, Smith JL. Detection of T-cell receptor beta chain mRNA in frozen and paraffin-embedded biopsy tissue using digoxigenin-labelled oligonucleotide probes in situ. J Pathol. 1994; 174(3):151-8

95. Murray PG, Boldy DA, Crocker J, Ayres JG. Sequential demonstration of antigens and AgNORs in frozen and paraffin sections. J Pathol. 1989; 159(2):169-72

96. Ozzello L, DeRosa C, Habif DV, Greene GL. An immunohistochemical evaluation of progesterone receptor in frozen sections, paraffin sections, and cytologic imprints of breast carcinomas. Cancer. 1991; 67(2):455-62

97. Perrot-Applanat M, Groyer-Picard MT, Vu Hai MT, Pallud C, Spyratos F, Milgrom E. Immunocytochemical staining of progesterone receptor in paraffin sections of human breast cancers. Am J Pathol. 1989; 135(3):457-68

98. Raymond WA, Leong AS. Oestrogen receptor staining of paraffin-embedded breast carcinomas following short fixation in formalin: a comparison with cytosolic and frozen section receptor analyses. J Pathol. 1990; 160(4):295-303

99. Shi S-R, Liu C, Pootrakul L, Tang L, Young A, Chen R, et al. Evaluation of the value of frozen tissue section used as "gold standard" for immunohistochemistry. Am J Clin Pathol. 2008; 129(3):358-66

100. Snead DR, Bell JA, Dixon AR, Nicholson RI, Elston CW, Blamey RW, et al. Methodology of immunohistological detection of oestrogen receptor in human breast carcinoma in formalin-fixed, paraffin-embedded tissue: a comparison with frozen section methodology. Histopathology. 1993; 23(3):233-8

101. Szadowska A, Lasota J, Kubiak R, Graczyk G. Evaluation of estrogen receptor immunocytochemical assay (ER-ICA) and estrogen receptor enzyme immunoassay (ER-EIA) for the determination of estrogen receptor status in breast carcinoma. A comparative study on frozen sections, cytological smears and tissue homogenates. Patol Pol. 1991; 42(1):17-23

102. Baker P, Oliva E. A practical approach to intraoperative consultation in gynecological pathology. Int J Gynecol Pathol. 2008; 27(3):353-65

103. Osamura RY, Hunt JL. Current practices in performing frozen sections for thyroid and parathyroid pathology. Virchows Arch. 2008; 453(5):433-40

104. Sawady J, Berner JJ, Siegler EE. Accuracy of and reasons for frozen sections: a correlative, retrospective study. Hum Pathol. 1988; 19(9):1019-23

105. Sezak M, Doganavsargil B, Kececi B, Argin M, Sabah D. Feasibility and clinical utility of intraoperative consultation with frozen section in osseous lesions. Virchows Arch. 2012; 461(2):195-204

106. Tinnemans JG, Wobbes T, Holland R, Hendriks JH, van der Sluis RF, Lubbers EJ, et al. Mammographic and histopathologic correlation of nonpalpable lesions of the breast and the reliability of frozen section diagnosis. Surg Gynecol Obstet. 1987; 165(6):523-9

107. Gardner ES, Sumner WT, Cook JL. Predictable tissue shrinkage during frozen section histopathologic processing for Mohs micrographic surgery. Dermatol Surg. 2001; 27(9):813-8

108. Brunschwig AS, Salt AN. Fixation-induced shrinkage of Reissner's membrane and its potential influence on the assessment of endolymph volume. Hear Res. 1997; 114(1-2):62-8

109. Doughty MJ, Bergmanson JP, Blocker Y. Impact of glutaraldehyde versus glutaraldehyde-formaldehyde fixative on cell organization in fish corneal epithelium. Tissue Cell. 1995; 27(6):701-12

110. Abramson DH, Schefler AC, Almeida D, Folberg R. Optic nerve tissue shrinkage during pathologic processing after enucleation for retinoblastoma. Arch Ophthalmol. 2003; 121(1):73-5

111. West MJ. Tissue shrinkage and stereological studies. Cold Spring Harb Protoc. 2013; 2013(3)

112. Salmhofer W, Rieger E, Soyer HP, Smolle J, Kerl H. Influence of skin tension and formalin fixation on sonographic measurement of tumor thickness. J Am Acad Dermatol. 1996; 34(1):34-9

113. Gusnard D, Kirschner RH. Cell and organelle shrinkage during preparation for scanning electron microscopy: effects of fixation, dehydration and critical point drying. J Microsc. 1977; 110(1):51-7

114. Doughty MJ, Bergmanson JP, Blocker Y. Shrinkage and distortion of the rabbit corneal endothelial cell mosaic caused by a high osmolality glutaraldehyde-formaldehyde fixative compared to glutaraldehyde. Tissue Cell. 1997; 29(5):533-47

115. Talbot MJ, White RG. Methanol fixation of plant tissue for Scanning Electron Microscopy improves preservation of tissue morphology and dimensions. Plant Methods. 2013; 9(1):36

116. Zelko I, Lux A, Sterckeman T, Martinka M, Kollárová K, Lisková D. An easy method for cutting and fluorescent staining of thin roots. Ann Bot. 2012; 110(2):475-8

117. Danesh-Meyer HV, Savino PJ, Bilyk JR, Eagle RC, Sergott RC. Shrinkage: fact or fiction? Arch Ophthalmol. 2001; 119(8):1217

118. Dobrin PB. Effect of histologic preparation on the cross-sectional area of arterial rings. J Surg Res. 1996; 61(2):413-5

119. Murchison AP, Bilyk JR, Eagle RC, Savino PJ. Shrinkage revisited: how long is long enough? Ophthal Plast Reconstr Surg. 2012; 28(4):261-3

120. Choy JS, Mathieu-Costello O, Kassab GS. The effect of fixation and histological preparation on coronary artery dimensions. Ann Biomed Eng. 2005; 33(8):1027-33

121. Lee RM, Garfield RE, Forrest JB, Daniel EE. Dimensional changes of cultured smooth muscle cells due to preparatory processes for transmission electron microscopy. J Microsc. 1980; 120(Pt 1):85-91

122. Stickland NC. A detailed analysis of the effects of various fixatives on animal tissue with particular reference to muscle tissue. Stain Technol. 1975; 50(4):255-64

123. Lee JM, Corrente R, Haberer SA. The bovine pericardial xenograft: II. Effect of tethering or pressurization during fixation on the tensile

viscoelastic properties of bovine pericardium. J Biomed Mater Res. 1989; 23(5):477-89

124. Rieger J, Twardziok S, Huenigen H, Hirschberg RM, Plendl J. Porcine intestinal mast cells. Evaluation of different fixatives for histochemical staining techniques considering tissue shrinkage. Eur J Histochem. 2013; 57(3):e21

125. Siu KF, Cheung HC, Wong J. Shrinkage of the esophagus after resection for carcinoma. Ann Surg. 1986; 203(2):173-6

126. Ma G-W, Rong T-H, Long H, Fu J-H, Lin P, Huang Z-F, et al. [Shrinkage of resected specimens of esophageal carcinoma]. Ai Zheng. 2004; 23(2):193-5

127. Goldstein NS, Soman A, Sacksner J. Disparate surgical margin lengths of colorectal resection specimens between in vivo and in vitro measurements. The effects of surgical resection and formalin fixation on organ shrinkage. Am J Clin Pathol. 1999; 111(3):349-51

128. Søndenaa K, Kjellevold KH. A prospective study of the length of the distal margin after low anterior resection for rectal cancer. Int J Colorectal Dis. 1990; 5(2):103-5

129. Mouritzen Dam A. Shrinkage of the brain during histological procedures with fixation in formaldehyde solutions of different concentrations. J Hirnforsch. 1979; 20(2):115-9

130. Quester R, Schröder R. The shrinkage of the human brain stem during formalin fixation and embedding in paraffin. J Neurosci Methods. 1997; 75(1):81-9

131. Overgaard K, Meden P. Influence of different fixation procedures on the quantification of infarction and oedema in a rat model of stroke. Neuropathol Appl Neurobiol. 2000; 26(3):243-50

132. Bucher D, Scholz M, Stetter M, Obermayer K, Pflüger HJ. Correction methods for three-dimensional reconstructions from confocal images: I. Tissue shrinking and axial scaling. J Neurosci Methods. 2000; 100(1-2):135-43

133. Johnson RE, Sigman JD, Funk GF, Robinson RA, Hoffman HT. Quantification of surgical margin shrinkage in the oral cavity. Head Neck. 1997; 19(4):281-6

134. Cheng A, Cox D, Schmidt BL. Oral squamous cell carcinoma margin discrepancy after resection and pathologic processing. J Oral Maxillofac Surg. 2008; 66(3):523-9

135. Mistry RC, Qureshi SS, Kumaran C. Post-resection mucosal margin shrinkage in oral cancer: quantification and significance. J Surg Oncol. 2005; 91(2):131-3

136. Brandwein-Gensler M, Teixeira MS, Lewis CM, Lee B, Rolnitzky L, Hille JJ, et al. Oral squamous cell carcinoma: histologic risk assessment, but not margin status, is strongly predictive of local disease-free and overall survival. Am J Surg Pathol. 2005; 29(2):167-78

137. Chen C-H, Hsu M-Y, Jiang R-S, Wu S-H, Chen F-J, Liu S-A. Shrinkage of head and neck cancer specimens after formalin fixation. J Chin Med Assoc. 2012; 75(3):109-13

138. Vent J, Zimmermann C, Drebber U, Wedemeyer I, Eckel HE, Huettenbrink KB, et al. Influence of formalin fixation on tissue dimensions in palatal tonsils. Pathol Res Pract. 2014; 210(1):59-61

139. Brotherston D, Poon I, Peerani R, Raphael S, Higgins K, Enepekides D, et al. Tumor shrinkage associated with whole-mount histopathologic techniques in oral tongue carcinoma. Pathol Res Pract. 2015;

140. Kimura M, Tayama N, Chan RW. Geometrical deformation of vocal fold tissues induced by formalin fixation. Laryngoscope. 2003; 113(4):607-13

141. Schned AR, Wheeler KJ, Hodorowski CA, Heaney JA, Ernstoff MS, Amdur RJ, et al. Tissue-shrinkage correction factor in the calculation of prostate cancer volume. Am J Surg Pathol. 1996; 20(12):1501-6

142. Jonmarker S, Valdman A, Lindberg A, Hellström M, Egevad L. Tissue shrinkage after fixation with formalin injection of prostatectomy specimens. Virchows Arch. 2006; 449(3):297-301

143. Boonstra H, Oosterhuis JW, Oosterhuis AM, Fleuren GJ. Cervical tissue shrinkage by formaldehyde fixation, paraffin wax embedding, section cutting and mounting. Virchows Arch A Pathol Anat Histopathol. 1983; 402(2):195-201

144. Carvalho RM, Yoshiyama M, Brewer PD, Pashley DH. Dimensional changes of demineralized human dentine during preparation for scanning electron microscopy. Arch Oral Biol. 1996; 41(4):379-86

145. Carvalho RM, Yoshiyama M, Pashley EL, Pashley DH. In vitro study on the dimensional changes of human dentine after demineralization. Arch Oral Biol. 1996; 41(4):369-77

146. Ferguson SJ, Bryant JT, Ito K. Three-dimensional computational reconstruction of mixed anatomical tissues following histological preparation. Med Eng Phys. 1999; 21(2):111-7

147. Lane J, Rális ZA. Changes in dimensions of large cancellous bone specimens during histological preparation as measured on slabs from human femoral heads. Calcif Tissue Int. 1983; 35(1):1-4

148. Engfeldt B, Reinholt FP, Hultenby K, Widholm SM, Müller M. Ultrastructure of hypertrophic cartilage: histochemical procedures compared with high pressure freezing and freeze substitution. Calcif Tissue Int. 1994; 55(4):274-80

149. Bulstra SK, Drukker J, Kuijer R, Buurman WA, van der Linden AJ. Thionin staining of paraffin and plastic embedded sections of cartilage. Biotech Histochem. 1993; 68(1):20-8

150. Nuehring LP, Steffens WL, Rowland GN. Comparison of the Ruthenium hexammine trichloride method to other methods of chemical fixation for preservation of avian physeal cartilage. Histochem J. 1991; 23(5):201-14

151. Golomb FM, Doyle JP, Grin CM, Kopf AW, Silverman MK, Levenstein MJ. Determination of preexcision surgical margins of melanomas from fixed-tissue specimens. Plast Reconstr Surg. 1991; 88(5):804-9

152. Silverman MK, Golomb FM, Kopf AW, Grin-Jorgensen CM, Vossaert KA, Doyle JP, et al. Verification of a formula for determination of preexcision surgical margins from fixed-tissue melanoma specimens. J Am Acad Dermatol. 1992; 27(2 Pt 1):214-9

153. Dauendorffer JN, Bastuji-Garin S, Guéro S, Brousse N, Fraitag S. Shrinkage of skin excision specimens: formalin fixation is not the culprit. Br J Dermatol. 2009; 160(4):810-4

154. Miller JL, Dark MJ. Evaluation of the effect of formalin fixation on skin specimens in dogs and cats. PeerJ. 2014; 2:e307

155. Hoeltzel DA, Altman P, Buzard K, Choe K. Strip extensiometry for comparison of the mechanical response of bovine, rabbit, and human corneas. J Biomech Eng. 1992; 114(2):202-15

156. Virtanen J, Uusitalo H, Palkama A, Kaufman H. The effect of fixation on corneal endothelial cell dimensions and morphology in scanning electron microscopy. Acta Ophthalmol (Copenh). 1984; 62(4):577-85

157. Nicholson DH, Frazier-Byrne S, Chiu MT, Schiffman J, Hughes JR, Novinski EK. Echographic and histologic tumor height measurements in uveal melanoma. Am J Ophthalmol. 1985; 100(3):454-7

158. Lum H, Mitzner W. Effects of 10% formalin fixation on fixed lung volume and lung tissue shrinkage. A comparison of eleven laboratory species. Am Rev Respir Dis. 1985; 132(5):1078-83

159. Sutinen S, Pääkko P, Lahti R. Post-mortem inflation, radiography, and fixation of human lungs. A method for radiological and pathological correlations and morphometric studies. Scand J Respir Dis. 1979; 60(1):29-35

160. Hsu P-K, Huang H-C, Hsieh C-C, Hsu H-S, Wu Y-C, Huang M-H, et al. Effect of formalin fixation on tumor size determination in stage I non-small cell lung cancer. Ann Thorac Surg. 2007; 84(6):1825-9

161. Mazzone RW, Kornblau S, Durand CM. Shrinkage of lung after chemical fixation for analysis of pulmonary structure-function relations. J Appl Physiol Respir Environ Exerc Physiol. 1980; 48(2):382-5

162. Grizzle WE. Special symposium: fixation and tissue processing models. Biotech Histochem. 2009; 84(5):185-93

163. Jensen OA, Prause JU, Laursen H. Shrinkage in preparatory steps for SEM. A study on rabbit corneal endothelium. Albrecht Von Graefes Arch Klin Exp Ophthalmol. 1981; 215(4):233-42

164. Schutten WH, Van Horn DL. Corneal endothelial cell shrinkage after critical point drying. Ann Ophthalmol. 1980; 12(10):1165-7

165. King MV. Dimensional changes in cells and tissues during specimen preparation for the electron microscope. Cell Biophys. 1991; 18(1):31-55

166. Edwards K, Griffiths D, Morgan J, Pitman R, von Ruhland C. Can the choice of intermediate solvent or resin affect glomerular basement membrane thickness? Nephrol Dial Transplant. 2009; 24(2):400-3

167. Kushida H. A Study of Cellular Swelling and Shrinkage during Fixation, Dehydration and Embedding in Various Standard Media. J Electron Microsc (Tokyo). 1962; 11(3):135-8

168. Forge A, Nevill G, Zajic G, Wright A. Scanning electron microscopy of the mammalian organ of Corti: assessment of preparative procedures. Scanning Microsc. 1992; 6(2):521-34; discussion 34-5

169. Nasr SH, Markowitz GS, Valeri AM, Yu Z, Chen L, D'Agati VD. Thin basement membrane nephropathy cannot be diagnosed reliably in deparaffinized, formalin-fixed tissue. Nephrol Dial Transplant. 2007; 22(4):1228-32

170. Górska K, Krenke R, Kosciuch J, Korczynski P, Zukowska M, Domagala-Kulawik J, et al. Relationship between airway inflammation and remodeling in patients with asthma and chronic obstructive pulmonary disease. Eur J Med Res. 2009; 14 Suppl 4:90-6

171. Kosciuch J, Krenke R, Gorska K, Zukowska M, Maskey-Warzechowska M, Chazan R. Relationship between airway wall thickness assessed by high-resolution computed tomography and lung function in patients with asthma and chronic obstructive pulmonary disease. J Physiol Pharmacol. 2009; 60 Suppl 5:71-6

172. Kosciuch J, Krenke R, Gorska K, Zukowska M, Maskey-Warzechowska M, Chazan R. Airway dimensions in asthma and COPD in high resolution computed tomography: can we see the difference? Respir Care. 2013; 58(8):1335-42

173. Kurashima K, Hoshi T, Takayanagi N, Takaku Y, Kagiyama N, Ohta C, et al. Airway dimensions and pulmonary function in chronic obstructive pulmonary disease and bronchial asthma. Respirology. 2012; 17(1):79-86

174. Achenbach T, Weinheimer O, Biedermann A, Schmitt S, Freudenstein D, Goutham E, et al. MDCT assessment of airway wall thickness in COPD patients using a new method: correlations with pulmonary function tests. Eur Radiol. 2008; 18(12):2731-8

175. Wielpütz MO, Bardarova D, Weinheimer O, Kauczor H-U, Eichinger M, Jobst BJ, et al. Variation of densitometry on computed tomography in COPD--influence of different software tools. PLoS One. 2014; 9(11):e112898

176. Wielpütz MO, Eberhardt R, Puderbach M, Weinheimer O, Kauczor H-U, Heussel CP. Simultaneous assessment of airway instability and respiratory dynamics with low-dose 4D-CT in chronic obstructive pulmonary disease: a technical note. Respiration. 2014; 87(4):294-300

177. Xu Z, Bagci U, Foster B, Mansoor A, Mollura DJ. Spatially constrained random walk approach for accurate estimation of airway wall surfaces. Med Image Comput Comput Assist Interv. 2013; 16(Pt 2):559-66

178. Achenbach T, Weinheimer O, Dueber C, Heussel CP. Influence of pixel size on quantification of airway wall thickness in computed tomography. J Comput Assist Tomogr. 2009; 33(5):725-30

179. Achenbach T, Weinheimer O, Buschsieweke C, Heussel CP, Thelen M, Kauczor HU. [Fully automatic detection and quantification of emphysema on thin section MD-CT of the chest by a new and dedicated software]. Rofo. 2004; 176(10):1409-15

180. King GG, Muller NL, Whittall KP, Xiang QS, Pare PD. An analysis algorithm for measuring airway lumen and wall areas from high-resolution computed tomographic data. Am J Respir Crit Care Med. 2000; 161(2 Pt 1):574-80

181. Gamble G, Beaumont B, Smith H, Zorn J, Sanders G, Merrilees M, et al. B-mode ultrasound images of the carotid artery wall: correlation of ultrasound with histological measurements. Atherosclerosis. 1993; 102(2):163-73

182. Wong M, Edelstein J, Wollman J, Bond MG. Ultrasonic-pathological comparison of the human arterial wall. Verification of intima-media thickness. Arterioscler Thromb. 1993; 13(4):482-6

183. Wilson MW, Rodriguez-Galindo C, Billups C, Haik BG, Laningham F, Patay Z. Lack of correlation between the histologic and magnetic resonance imaging results of optic nerve involvement in eyes primarily enucleated for retinoblastoma. Ophthalmology. 2009; 116(8):1558-63

184. Bazot M, Nassar-Slaba J, Thomassin-Naggara I, Cortez A, Uzan S, Daraï E. MR imaging compared with intraoperative frozen-section examination for the diagnosis of adnexal tumors; correlation with final histology. Eur Radiol. 2006; 16(12):2687-99

185. Saito H, Kameda Y, Masui K, Murakami S, Kondo T, Ito H, et al. Correlations between thin-section CT findings, histopathological and clinical findings of small pulmonary adenocarcinomas. Lung Cancer. 2011; 71(2):137-43

186. Jiang B, Takashima S, Miyake C, Hakucho T, Takahashi Y, Morimoto D, et al. Thin-section CT findings in peripheral lung cancer of 3 cm or smaller: are there any characteristic features for predicting tumor histology or do they depend only on tumor size? Acta Radiol. 2014; 55(3):302-8

187. Forrest JB. Measurement of the volume shrinkage of lung tissue due to rapid freezing followed by freeze substitution. J Physiol. 1969; 202(2):108P+

188. Carney DE, Bredenberg CE, Schiller HJ, Picone AL, McCann UG, Gatto LA, et al. The mechanism of lung volume change during mechanical ventilation. Am J Respir Crit Care Med. 1999; 160(5 Pt 1):1697-702

189. Tsunoda S, Martin CJ. Lung tissue shrinkage after freeze substitution for histologic study. Am Rev Respir Dis. 1973; 107(5):876-8

190. Fukaya H, Martin CJ. Lung tissue shrinkage for histologic preparations. Am Rev Respir Dis. 1969; 99(6):946-8

191. Hoang DM, Voura EB, Zhang C, Fakri-Bouchet L, Wadghiri YZ. Evaluation of coils for imaging histological slides: signal-to-noise ratio and filling factor. Magn Reson Med. 2014; 71(5):1932-43

192. Thurlbeck WM. Post-mortem lung volumes. Thorax. 1979; 34(6):735-9

193. Knudsen L, Ochs M. Microscopy-based quantitative analysis of lung structure: application in diagnosis. Expert Opin Med Diagn. 2011; 5(4):319-31

194. Weinheimer O, Achenbach T, Brochhausen C, Hollemann D, Baumbach B, Schmitt VH, et al. Airway analysis in aligned MDCT and μCT images. Electronic Presentation Online System. 2014; ECR 2014/C-1488, DOI: 10.1594/ecr2014/C-1488, DOI-Link: http://dx.doi.org/10.1594/ecr2014/C-1488

195. Wolf U, Scholz A, Terekhov M, Koebrich R, David M, Schreiber LM. Visualization of inert gas wash-out during high-frequency oscillatory ventilation using fluorine-19 MRI. Magn Reson Med. 2010; 64(5):1478-83

196. Wolf U, Scholz A, Terekhov M, Schreiber WG. 19F-MRT der Lunge eines Wash-Outs von C4F8-Gas unter Hochfrequenzoszillations-beatmung (HFOV). Fortschr Röntgenstr. 2008; 180: VO_224_2

197. Wolf U. Visualization of Inert Gas Wash-Out During High-Frequency Oscillatory Ventilation Using Fluorine-19 MRI. In: Acton QA, editor. Issues in Medical Lasers, Imaging and Devices Research and Application. Atlanta, Georgia, USA: A ScholaryEditionsTM eBook / ScholarlyEditionsTM; 2011. p. 90.

198. Rau WS, Hauenstein K, Volk P, Mittermayer C. [Investigation of radiologic lung fine structure by freezing of inflated specimens in liquid nitrogen (author's transl)]. Rofo. 1980; 133(4):400-5

199. Weinheimer O, Achenbach T, Bletz C, Duber C, Kauczor HU, Heussel CP. About objective 3-d analysis of airway geometry in computerized tomography. IEEE Trans Med Imaging. 2008; 27(1):64-74

200. Noguchi M, Furuya S, Takeuchi T, Hirohashi S. Modified formalin and methanol fixation methods for molecular biological and morphological analyses. Pathol Int. 1997; 47(10):685-91

201. Davis DA, Pellowski DM, William Hanke C. Preparation of frozen sections. Dermatol Surg. 2004; 30(12 Pt 1):1479-85

202. Moelans CB, ter Hoeve N, van Ginkel J-W, ten Kate FJ, van Diest PJ. Formaldehyde substitute fixatives. Analysis of macroscopy, morphologic analysis, and immunohistochemical analysis. Am J Clin Pathol. 2011; 136(4):548-56

203. Fox CH, Johnson FB, Whiting J, Roller PP. Formaldehyde fixation. J Histochem Cytochem. 1985; 33(8):845-53

204. Kerns MJJ, Darst MA, Olsen TG, Fenster M, Hall P, Grevey S. Shrinkage of cutaneous specimens: formalin or other factors involved? J Cutan Pathol. 2008; 35(12):1093-6

205. McCully ME, Canny MJ, Huang CX. Cryo-scanning electron microscopy (CSEM) in the advancement of functional plant biology. Morphological and anatomical applications. Funct Plant Biol. 2009; 9(2):97–124

206. Read ND, Porter R, Beckett A. A comparison of preparative techniques for the examination of the external morphology of fungal material with the scanning electron microscope. Can J Bot. 1983; 61(8):2059–78

207. Hudson-Peacock MJ, Matthews JN, Lawrence CM. Relation between size of skin excision, wound, and specimen. J Am Acad Dermatol. 1995; 32(6):1010-5

208. Clarke BS, Banks TA, Findji L. Quantification of tissue shrinkage in canine small intestinal specimens after resection and fixation. Can J Vet Res. 2014; 78(1):46-9

209. Arends J, Ruben J. Effect of air-drying on demineralized and on sound coronal human dentine: a study on density and on lesion shrinkage. Caries Res. 1995; 29(1):14-9

210. Abu-Rustum NR, Chi DS, Wiatrowska BA, Guiter G, Saigo PE, Barakat RR. The accuracy of frozen-section diagnosis in metastatic breast and colorectal carcinoma to the adnexa. Gynecol Oncol. 1999; 73(1):102-5

211. Ahmad Z, Barakzai MA, Idrees R, Bhurgri Y. Correlation of intra-operative frozen section consultation with the final diagnosis at a referral center in Karachi, Pakistan. Indian J Pathol Microbiol. 2008; 51(4):469-73

212. Behtash N, Karimi Zarchi M, Hamedi B, Azmoode Ardalan F, Tehranian A. The value of frozen sectioning for the evaluation of resection margins in cases of conization. Arch Gynecol Obstet. 2007; 276(5):529-32

213. Boriboonhirunsarn D, Sermboon A. Accuracy of frozen section in the diagnosis of malignant ovarian tumor. J Obstet Gynaecol Res. 2004; 30(5):394-9

214. Connolly SS, D'Arcy FT, Bredin HC, Callaghan J, Corcoran MO. Value of frozen section analysis with suspected testicular malignancy. Urology. 2006; 67(1):162-5

215. Dankwa EK, Davies JD. Frozen section diagnosis: an audit. J Clin Pathol. 1985; 38(11):1235-40

216. Geomini P, Bremer G, Kruitwagen R, Mol BWJ. Diagnostic accuracy of frozen section diagnosis of the adnexal mass: a metaanalysis. Gynecol Oncol. 2005; 96(1):1-9

217. Golouh R, Bracko M. Accuracy of frozen section diagnosis in soft tissue tumors. Mod Pathol. 1990; 3(6):729-33

218. Marchevsky AM, Changsri C, Gupta I, Fuller C, Houck W, McKenna RJ. Frozen section diagnoses of small pulmonary nodules: accuracy and clinical implications. Ann Thorac Surg. 2004; 78(5):1755-9

219. Massey RA, Tok J, Strippoli BA, Szabolcs MJ, Silvers DN, Eliezri YD. A comparison of frozen and paraffin sections in dermatofibrosarcoma protuberans. Dermatol Surg. 1998; 24(9):995-8

220. Adesina AM. Intraoperative consultation in the diagnosis of pediatric brain tumors. Arch Pathol Lab Med. 2005; 129(12):1653-60
221. Chévez-Barrios P. Frozen section diagnosis and indications in ophthalmic pathology. Arch Pathol Lab Med. 2005; 129(12):1626-34
222. Coffin CM, Spilker K, Zhou H, Lowichik A, Pysher TJ. Frozen section diagnosis in pediatric surgical pathology: a decade's experience in a children's hospital. Arch Pathol Lab Med. 2005; 129(12):1619-25
223. Couvelard A, Sauvanet A. Gastroenteropancreatic neuroendocrine tumors: indications for and pitfalls of frozen section examination. Virchows Arch. 2008; 453(5):441-8
224. Fisher JE, Burger PC, Perlman EJ, Dickman PS, Parham DM, Savell VH, et al. The frozen section yesterday and today: pediatric solid tumors--crucial issues. Pediatr Dev Pathol. 2001; 4(3):252-66
225. Fletcher S, Smart GE, Livingstone JR. Grading of cervical dysplasias by frozen section. Lancet. 1985; 2(8455):599-600
226. Gal AA, Cagle PT. The 100-year anniversary of the description of the frozen section procedure. JAMA. 2005; 294(24):3135-7
227. Ghaemmaghami F, Behnamfar F, Ensani F. Intraoperative frozen sections for assessment of female cancers. Asian Pac J Cancer Prev. 2007; 8(4):635-9
228. Gol M, Baloglu A, Yigit S, Dogan M, Aydin C, Yensel U. Accuracy of frozen section diagnosis in ovarian tumors: Is there a change in the course of time? Int J Gynecol Cancer. 2003; 13(5):593-7
229. Gordetsky J, Findeis-Hosey J, Erturk E, Messing EM, Yao JL, Miyamoto H. Role of frozen section analysis of testicular/paratesticular fibrous pseudotumours: a five-case experience. Can Urol Assoc J. 2011; 5(4):E47-51
230. Kingston GW, Bugis SP, Davis N. Role of frozen section and clinical parameters in distinguishing benign from malignant follicular neoplasms of the thyroid. Am J Surg. 1992; 164(6):603-5
231. Krishnan B, Lechago J, Ayala G, Truong L. Intraoperative consultation for renal lesions. Implications and diagnostic pitfalls in 324 cases. Am J Clin Pathol. 2003; 120(4):528-35
232. Kubinski DJ, Clark PE, Assimos.DG, Hall MC. Utility of frozen section analysis of resection margins during partial nephrectomy. Urology. 2004; 64(1):31-4
233. Kumar RV, Mukherjee G, Bhargava MK. Frozen sections--a retrospective study. Indian J Pathol Microbiol. 1992; 35(1):27-33
234. Laucirica R. Intraoperative assessment of the breast: guidelines and potential pitfalls. Arch Pathol Lab Med. 2005; 129(12):1565-74
235. Lechago J. The frozen section: pathology in the trenches. Arch Pathol Lab Med. 2005; 129(12):1529-31
236. Maccarty WC. The Diagnostic Reliability of Frozen Sections. Am J Pathol. 1929; 5(4):377-80.5

237. Madsen EVE, van Dalen J, van Gorp J, van Oort PMP, van Dalen T. Frozen section analysis of sentinel lymph nodes in patients with breast cancer does not impair the probability to detect lymph node metastases. Virchows Arch. 2012; 460(1):69-76

238. Medeiros LR, Rosa DD, Edelweiss MI, Stein AT, Bozzetti MC, Zelmanowicz A, et al. Accuracy of frozen-section analysis in the diagnosis of ovarian tumors: a systematic quantitative review. Int J Gynecol Cancer. 2005; 15(2):192-202

239. Mostaan LV, Yazdani N, Madani SZ, Borghei H, Mortazavi S, Ojani L, et al. Frozen section as a diagnostic test for major salivary gland tumors. Acta Med Iran. 2012; 50(7):459-62

240. Ord RA, Aisner S. Accuracy of frozen sections in assessing margins in oral cancer resection. J Oral Maxillofac Surg. 1997; 55(7):663-9; discussion 9-71

241. Paphavasit A, Thompson GB, Hay ID, Grant CS, van Heerden JA, Ilstrup DM, et al. Follicular and Hürthle cell thyroid neoplasms. Is frozen-section evaluation worthwhile? Arch Surg. 1997; 132(6):674-8; discussion 8-80

242. Plesec TP, Prayson RA. Frozen section discrepancy in the evaluation of central nervous system tumors. Arch Pathol Lab Med. 2007; 131(10):1532-40

243. Powell SZ. Intraoperative consultation, cytologic preparations, and frozen section in the central nervous system. Arch Pathol Lab Med. 2005; 129(12):1635-52

244. Prey MU, Vitale T, Martin SA. Guidelines for practical utilization of intraoperative frozen sections. Arch Surg. 1989; 124(3):331-5

245. Rakha E, Ramaiah S, McGregor A. Accuracy of frozen section in the diagnosis of liver mass lesions. J Clin Pathol. 2006; 59(4):352-4

246. Ren F, Feng W, Shi H-R, Wu Q-H, Chen Z-M. Value of frozen section examination in diagnosis and treatment of high-grade cervical intraepithelial neoplasia. Chin Med J (Engl). 2012; 125(14):2462-5

247. Rogers C, Klatt EC, Chandrasoma P. Accuracy of frozen-section diagnosis in a teaching hospital. Arch Pathol Lab Med. 1987; 111(6):514-7

248. Sauvanet A, Couvelard A, Belghiti J. Role of frozen section assessment for intraductal papillary and mucinous tumor of the pancreas. World J Gastrointest Surg. 2010; 2(10):352-8

249. Suprasert P, Khunamornpong S, Phusong A, Settakorn J, Siriaungkul S. Accuracy of intra-operative frozen sections in the diagnosis of ovarian masses. Asian Pac J Cancer Prev. 2008; 9(4):737-40

250. Truong LD, Krishnan B, Shen SS. Intraoperative pathology consultation for kidney and urinary bladder specimens. Arch Pathol Lab Med. 2005; 129(12):1585-601

251. Wada N, Imoto S, Hasebe T, Ochiai A, Ebihara S, Moriyama N. Evaluation of intraoperative frozen section diagnosis of sentinel lymph nodes in breast cancer. Jpn J Clin Oncol. 2004; 34(3):113-7

252. Wang KG, Chen TC, Wang TY, Yang YC, Su TH. Accuracy of frozen section diagnosis in gynecology. Gynecol Oncol. 1998; 70(1):105-10

253. Wootipoom V, Dechsukhum C, Hanprasertpong J, Lim A. Accuracy of intraoperative frozen section in diagnosis of ovarian tumors. J Med Assoc Thai. 2006; 89(5):577-82

254. Xu X, Chung J-H, Jheon S, Sung SW, Lee C-T, Lee JH, et al. The accuracy of frozen section diagnosis of pulmonary nodules: evaluation of inflation method during intraoperative pathology consultation with cryosection. J Thorac Oncol. 2010; 5(1):39-44

255. Yachnis AT. Intraoperative consultation for nervous system lesions. Semin Diagn Pathol. 2002; 19(4):192-206

256. Yarandi F, Eftekhar Z, Izadi-Mood N, Shojaei H. Accuracy of intraoperative frozen section in the diagnosis of ovarian tumors. Aust N Z J Obstet Gynaecol. 2008; 48(4):438-41

257. Yeo EL, Yu KM, Poddar NC, Hui PK, Tang LC. The accuracy of intraoperative frozen section in the diagnosis of ovarian tumors. J Obstet Gynaecol Res. 1998; 24(3):189-95

258. Zheng JW, Song XY, Nie XG. The accuracy of clinical examination versus frozen section in the diagnosis of parotid masses. J Oral Maxillofac Surg. 1997; 55(1):29-31; discussion 2

259. Shafir R, Hiss J, Tsur H, Bubis JJ. Pitfalls in frozen section diagnosis of malignant melanoma. Cancer. 1983; 51(6):1168-70

260. Ochs M, Mühlfeld C. Quantitative microscopy of the lung: a problem-based approach. Part 1: basic principles of lung stereology. Am J Physiol Lung Cell Mol Physiol. 2013; 305(1):L15-22

261. Hsia CCW, Hyde DM, Ochs M, Weibel ER, Structure AEJTFoQAoL. An official research policy statement of the American Thoracic Society/European Respiratory Society: standards for quantitative assessment of lung structure. Am J Respir Crit Care Med. 2010; 181(4):394-418

262. Smolle J. [Histological technics in dermatology]. Z Hautkr. 1984; 59(15):990-1004

263. Klein RG, Campbell RJ, Hunder GG, Carney JA. Skip lesions in temporal arteritis. Mayo Clin Proc. 1976; 51(8):504-10

264. Boyev LR, Miller NR, Green WR. Efficacy of unilateral versus bilateral temporal artery biopsies for the diagnosis of giant cell arteritis. Am J Ophthalmol. 1999; 128(2):211-5

265. Gordon LK, Levin LA. Visual loss in giant cell arteritis. JAMA. 1998; 280(4):385-6

266. Nesher G. The diagnosis and classification of giant cell arteritis. J Autoimmun. 2014; DOI: 10.1016/j.jaut.2014.01.017 [Epub ahead of print]

267. Caroe A. Temporal artery biopsy to diagnose temporal arteritis. JAMA. 1998; 280(23):1992

268. Barbour AP, Rizk NP, Gonen M, Tang L, Bains MS, Rusch VW, et al. Adenocarcinoma of the gastroesophageal junction: influence of esophageal resection margin and operative approach on outcome. Ann Surg. 2007; 246(1):1-8

269. Mine S, Sano T, Hiki N, Yamada K, Kosuga T, Nunobe S, et al. Proximal margin length with transhiatal gastrectomy for Siewert type II and III adenocarcinomas of the oesophagogastric junction. Br J Surg. 2013; 100(8):1050-4

270. Fulcher RP, Ludwig LL, Bergman PJ, Newman SJ, Simpson AM, Patnaik AK. Evaluation of a two-centimeter lateral surgical margin for excision of grade I and grade II cutaneous mast cell tumors in dogs. J Am Vet Med Assoc. 2006; 228(2):210-5

271. Scarpa F, Sabattini S, Marconato L, Capitani O, Morini M, Bettini G. Use of histologic margin evaluation to predict recurrence of cutaneous malignant tumors in dogs and cats after surgical excision. J Am Vet Med Assoc. 2012; 240(10):1181-7

272. Tilney HS, Rasheed S, Northover JM, Tekkis PP. The influence of circumferential resection margins on long-term outcomes following rectal cancer surgery. Dis Colon Rectum. 2009; 52(10):1723-9

273. Park IJ, Kim JC. Adequate length of the distal resection margin in rectal cancer: from the oncological point of view. J Gastrointest Surg. 2010; 14(8):1331-7

274. Weese JL, O'Grady MG, Ottery FD. How long is the five centimeter margin? Surg Gynecol Obstet. 1986; 163(2):101-3

275. Wibe A, Rendedal PR, Svensson E, Norstein J, Eide TJ, Myrvold HE, et al. Prognostic significance of the circumferential resection margin following total mesorectal excision for rectal cancer. Br J Surg. 2002; 89(3):327-34

276. Bernstein TE, Endreseth BH, Romundstad P, Wibe A, Group NCC. Circumferential resection margin as a prognostic factor in rectal cancer. Br J Surg. 2009; 96(11):1348-57

277. Eid I, El-Muhtaseb MS, Mukherjee R, Renwick R, Gardiner DS, Macdonald A. Histological processing variability in the determination of lateral resection margins in rectal cancer. J Clin Pathol. 2007; 60(6):593-5

278. Wang L, Shen J, Song X, Chen W, Pan T, Zhang W, et al. A study of the lengthening and contractility of the surgical margins in digestive tract cancer. Am J Surg. 2004; 187(3):452-5

279. Yeap BH, Muniandy S, Lee S-K, Sabaratnam S, Singh M. Specimen shrinkage and its influence on margin assessment in breast cancer. Asian J Surg. 2007; 30(3):183-7

280. Krekel NMA, van Slooten HJ, Barbé E, de Lange de Klerk ESM, Meijer S, van den Tol MP. Is breast specimen shrinkage really a problem in breast-conserving surgery? J Clin Pathol. 2012; 65(3):224-7

281. Docquier P-L, Paul L, Cartiaux O, Lecouvet F, Dufrane D, Delloye C, et al. Formalin fixation could interfere with the clinical assessment of the tumor-free margin in tumor surgery: magnetic resonance imaging-based study. Oncology. 2010; 78(2):115-24

282. McLean M, Prothero JW. Three-dimensional reconstruction from serial sections. V. Calibration of dimensional changes incurred during tissue preparation and data processing. Anal Quant Cytol Histol. 1991; 13(4):269-78

283. Choi SM, Choi DK, Kim TH, Jeong BC, Seo SI, Jeon SS, et al. A Comparison of Radiologic Tumor Volume and Pathologic Tumor Volume in Renal Cell Carcinoma (RCC). PLoS One. 2015; 10(3):e0122019

284. Alicioglu B, Kaplan M, Yurut-Caloglu V, Usta U, Levent S. Radiographic size versus surgical size of renal masses: which is the true size of the tumor? J BUON. 2009; 14(2):235-8

285. Lee SE, Lee WK, Kim DS, Doo SH, Park HZ, Yoon CY, et al. Comparison of radiographic and pathologic sizes of renal tumors. World J Urol. 2010; 28(3):263-7

286. Jeffery NN, Douek N, Guo DY, Patel MI. Discrepancy between radiological and pathological size of renal masses. BMC Urol. 2011; 11:2

287. Schlomer B, Figenshau RS, Yan Y, Bhayani SB. How does the radiographic size of a renal mass compare with the pathologic size? Urology. 2006; 68(2):292-5

288. Ateş F, Akyol I, Sildiroglu O, Kucukodaci Z, Soydan H, Karademir K, et al. Preoperative imaging in renal masses: does size on computed tomography correlate with actual tumor size? Int Urol Nephrol. 2010; 42(4):861-6

289. Chen W, Wang L, Yang Q, Liu B, Sun Y. Comparison of radiographic and pathologic sizes of renal tumors. Int Braz J Urol. 2013; 39(2):189-94

290. Kurta JM, Thompson RH, Kundu S, Kaag M, Manion MT, Herr HW, et al. Contemporary imaging of patients with a renal mass: does size on computed tomography equal pathological size? BJU Int. 2009; 103(1):24-7

291. Kathrins M, Caesar S, Mucksavage P, Guzzo T. Renal mass size: concordance between pathology and radiology. Curr Opin Urol. 2013; 23(5):389-93

292. Sluimer I, Schilham A, Prokop M, van Ginneken B. Computer analysis of computed tomography scans of the lung: a survey. IEEE Trans Med Imaging. 2006; 25(4):385-405

293. Nakano Y, Van Tho N, Yamada H, Osawa M, Nagao T. Radiological approach to asthma and COPD--the role of computed tomography. Allergol Int. 2009; 58(3):323-31

294. Rodriguez A, Ranallo FN, Judy PF, Gierada DS, Fain SB. CT reconstruction techniques for improved accuracy of lung CT airway measurement. Med Phys. 2014; 41(11):111911

295. Revel M-P, Faivre J-B, Remy-Jardin M, Deken V, Duhamel A, Marquette C-H, et al. Automated lobar quantification of emphysema in patients with severe COPD. Eur Radiol. 2008; 18(12):2723-30

296. Ukil S, Reinhardt JM. Smoothing lung segmentation surfaces in three-dimensional X-ray CT images using anatomic guidance. Acad Radiol. 2005; 12(12):1502-11

297. Wielpütz MO, Weinheimer O, Eichinger M, Wiebel M, Biederer J, Kauczor H-U, et al. Pulmonary emphysema in cystic fibrosis detected by densitometry on chest multidetector computed tomography. PLoS One. 2013; 8(8):e73142

298. Ley-Zaporozhan J, Ley S, Eberhardt R, Weinheimer O, Fink C, Puderbach M, et al. Assessment of the relationship between lung parenchymal destruction and impaired pulmonary perfusion on a lobar level in patients with emphysema. Eur J Radiol. 2007; 63(1):76-83

299. Zaporozhan J, Ley S, Eberhardt R, Weinheimer O, Iliyushenko S, Herth F, et al. Paired inspiratory/expiratory volumetric thin-slice CT scan for emphysema analysis: comparison of different quantitative evaluations and pulmonary function test. Chest. 2005; 128(5):3212-20

300. Heussel CP, Achenbach T, Buschsieweke C, Kuhnigk J, Weinheimer O, Hammer G, et al. [Quantification of pulmonary emphysema in multislice-CT using different software tools]. Rofo. 2006; 178(10):987-98

301. Wielpütz MO, Eichinger M, Weinheimer O, Ley S, Mall MA, Wiebel M, et al. Automatic airway analysis on multidetector computed tomography in cystic fibrosis: correlation with pulmonary function testing. J Thorac Imaging. 2013; 28(2):104-13

302. Mühlfeld C, Ochs M. Quantitative microscopy of the lung: a problem-based approach. Part 2: stereological parameters and study designs in various diseases of the respiratory tract. Am J Physiol Lung Cell Mol Physiol. 2013; 305(3):L205-21

303. Gono H, Fujimoto K, Kawakami S, Kubo K. Evaluation of airway wall thickness and air trapping by HRCT in asymptomatic asthma. Eur Respir J. 2003; 22(6):965-71

304. Deveci F, Murat A, Turgut T, Altuntaş E, Muz MH. Airway wall thickness in patients with COPD and healthy current smokers and healthy non-smokers: assessment with high resolution computed tomographic scanning. Respiration. 2004; 71(6):602-10

305. Harmanci E, Kebapci M, Metintas M, Ozkan R. High-resolution computed tomography findings are correlated with disease severity in asthma. Respiration. 2002; 69(5):420-6

306. Capraz F, Kunter E, Cermik H, Ilvan A, Pocan S. The effect of inhaled budesonide and formoterol on bronchial remodeling and HRCT features in young asthmatics. Lung. 2007; 185(2):89-96

307. Awadh N, Müller NL, Park CS, Abboud RT, FitzGerald JM. Airway wall thickness in patients with near fatal asthma and control groups: assessment with high resolution computed tomographic scanning. Thorax. 1998; 53(4):248-53

308. Kasahara K, Shiba K, Ozawa T, Okuda K, Adachi M. Correlation between the bronchial subepithelial layer and whole airway wall thickness in patients with asthma. Thorax. 2002; 57(3):242-6

309. Nakano Y, Muro S, Sakai H, Hirai T, Chin K, Tsukino M, et al. Computed tomographic measurements of airway dimensions and emphysema in smokers. Correlation with lung function. Am J Respir Crit Care Med. 2000; 162(3 Pt 1):1102-8

310. Schroeder JD, McKenzie AS, Zach JA, Wilson CG, Curran-Everett D, Stinson DS, et al. Relationships between airflow obstruction and quantitative CT measurements of emphysema, air trapping, and airways in subjects with and without chronic obstructive pulmonary disease. AJR Am J Roentgenol. 2013; 201(3):W460-70

311. Little SA, Sproule MW, Cowan MD, Macleod KJ, Robertson M, Love JG, et al. High resolution computed tomographic assessment of airway wall thickness in chronic asthma: reproducibility and relationship with lung function and severity. Thorax. 2002; 57(3):247-53

312. Langheinrich AC, Bohle RM, Breithecker A, Lommel D, Rau WS. [Micro-computed tomography of the vasculature in parenchymal organs and lung alveoli]. Rofo. 2004; 176(9):1219-25

313. Estépar RSJ, Washko GG, Silverman EK, Reilly JJ, Kikinis R, Westin C-F. Accurate airway wall estimation using phase congruency. Med Image Comput Comput Assist Interv. 2006; 9(Pt 2):125-34

314. Bayat S, Porra L, Suhonen H, Janosi T, Strengell S, Habre W, et al. Imaging of lung function using synchrotron radiation computed tomography: what's new? Eur J Radiol. 2008; 68(3 Suppl):S78-83

315. Sluimer I, Prokop M, van Ginneken B. Toward automated segmentation of the pathological lung in CT. IEEE Trans Med Imaging. 2005; 24(8):1025-38

316. Lampen-Sachar K, Zhao B, Zheng J, Moskowitz CS, Schwartz LH, Zakowski MF, et al. Correlation between tumor measurement on Computed Tomography and resected specimen size in lung adenocarcinomas. Lung Cancer. 2012; 75(3):332-5

317. Isaka T, Yokose T, Ito H, Imamura N, Watanabe M, Imai K, et al. Comparison between CT tumor size and pathological tumor size in frozen section examinations of lung adenocarcinoma. Lung Cancer. 2014; 85(1):40-6